KB048413

유방암 명의의 유방암

희망 프로젝트

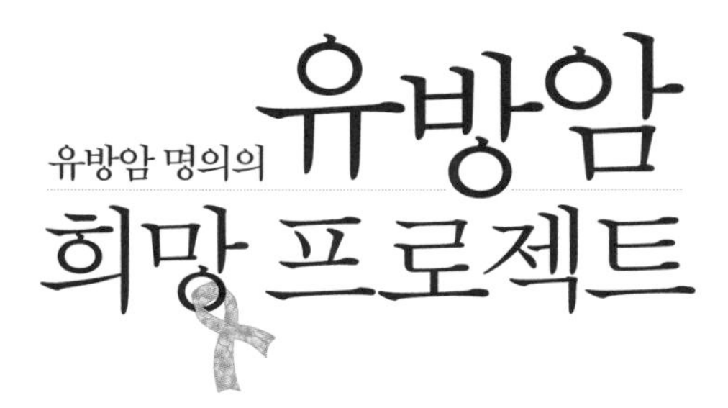

김성원(대림성모병원 원장) 지음

동아일보사

이제 '유방암 희망 프로젝트'를 시작합니다

유방암 환자들이 희망을 찾아가는 과정을 응원하고자 이 책 『유방암 명의의 유방암 희망 프로젝트』 개정판을 냅니다. 희망은 두려움과 불안감을 밀어낸 자리에 피어납니다. 그리고 두려움과 불안감을 몰아내는 힘은 '아는 것'에서 나오지요. 유방암에 대해 잘 아는 것이야말로 두려움과 불안감을 몰아내고 희망을 찾는 가장 좋은 방법일 것입니다. 부디 이 책이 환자와 그 가족의 궁금증과 불안감을 해소하고, 치료 의욕과 희망을 다지는 데 보탬이 되길 바랍니다. 더불어 이 책을 통해 일반 여성들도 유방암 예방과 조기 진단에 조금이나마 관심을 두게 되길 기대합니다.

3년 전 발간한 초판 『유방암 명의의 유방암 희망 프로젝트』는 유방암 환우분들에게 조금이나마 도움이 되었다고 자부합니다. 하지만, 여러 노력에도 불구하고 여전히 유방암 환자는 증가하고 있습니다. 2

만5000명에 육박하는 새로운 유방암 환자가 매년 발생하고 있습니다. 희망적인 이야기는 의학도 계속 발전하고 있다는 것입니다. 그래서 이번 기회에 몇 가지 내용을 추가해 개정판을 내게 되었습니다. 특히 유방암을 예방하기 위해 무엇보다 중요한 체중 조절에 대한 내용을 개인적인 경험을 토대로 추가하였고, 새롭게 발전하고 있는 유전자 검사 기법도 보완하였습니다. 많은 분들이 관심 있게 읽어보실 수 있을 것입니다.

유튜브가 일상화되면서 저도 '유방건강 TV'라는 유튜브 채널을 오픈하였습니다. 독자님들이 책을 읽는 것도 내용을 습득하는 좋은 방식이지만, 조금 더 쉽게 내용을 이해하도록 하기 위해 제가 직접 각 챕터(장)별로 강의를 하는 형식으로 유튜브 영상을 찍었습니다. 매 챕터마다 QR코드를 삽입해놓았으니 영상과 함께 읽어보시면 더욱더 잘 이해가 되리라 믿습니다.

유방암 환우들이 맞이하는 고통을 조금이라도 생생하게 전달할 수 있는 방법을 고민하다가 '마이 핑크 스토리'와 영화제를 개최하게 되었습니다. '마이 핑크 스토리'는 환자들이나 가족들의 생생한 수기를 들을 수 있는 '수기 공모전'과 함축된 시의 형태로 진행하는 '창작시 공모전'으로 진행되었습니다. 이 책의 말미에 '마이 핑크 스토리' 입상작을 첨부하였으니 함께 읽어보시고 감정을 공유해보시면 좋을 것 같습니다. 더 많은 입상작들이 저희 블로그에도 올라가 있으므로 찾아서 읽어보시면 많은 도움이 되실 것입니다. 2021년에 개최된 '핑크리본 영화제'에는 70편이 넘게 출품됐고, 유방암과 관련된 수준 높은 영상을 만날 수 있었습니다. 코끝 찡하게 하는 이야기들 또한 '유방건강 TV'에 올라와 있으니 꼭 한번 방문해보시기 바랍니다.

제게 "매일 아픈 사람들을 만나니 힘들지 않느냐"고 묻는 이들이 있습니다. 하지만 제가 매일 만나는 분들은 아픈 사람들이 아니라 희망을 잃지 않는 사람들입니다. 유방암 환자와 그 가족들을 늘 응원하겠습니다.

마지막으로 『유방암 명의의 유방암 희망 프로젝트』 집필에 여러모로 도움을 준 대림성모병원 의료진 여러분에게 감사의 인사를 전합니다.

2022년 봄 대림성모병원

이사장 김성원

차례

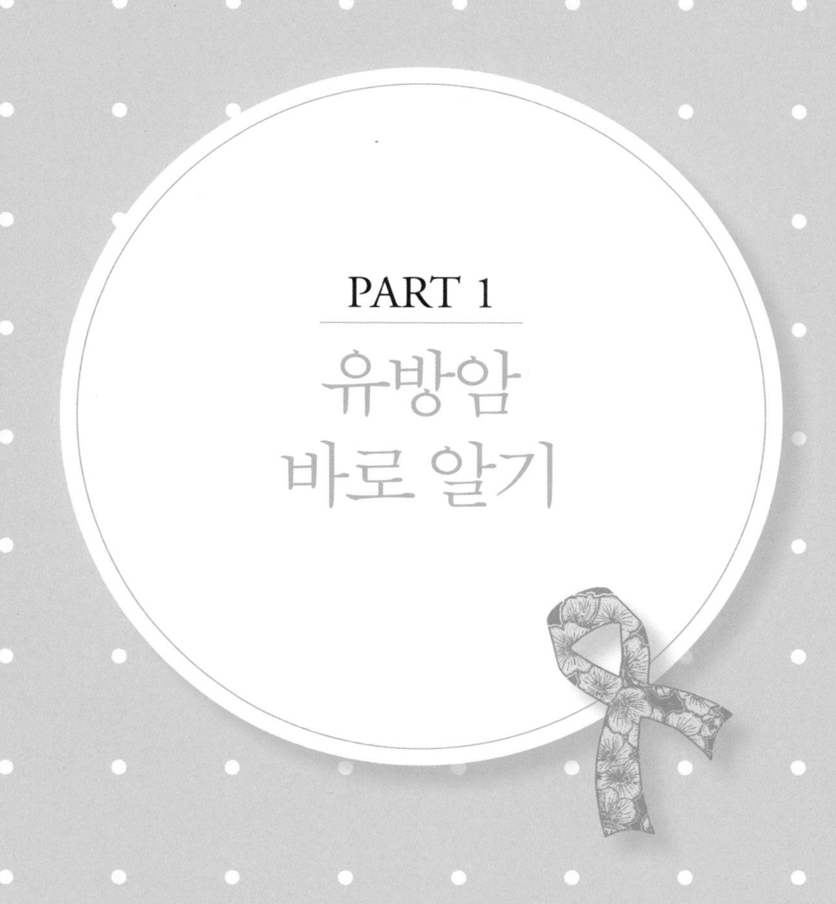

PART 1

유방암 바로 알기

대한민국 여성 암 1위, 유방암

유튜브 강의

우리나라 여성이 가장 많이 걸리는 암이 바로 유방암입니다. 해마다 2만여 명의 여성이 새로 유방암 진단을 받고 있습니다. 다른 주요 암의 발병은 점차 감소하는 추세인 반면 유독 유방암 발병만 몇 년째 상승하고 있습니다. 그 원인은 무엇인지, 우리나라 유방암 발병에는 어떤 특징이 있는지 알아봅니다.

매년 2만여 명의 여성이 유방암에 걸린다

우리나라 여성에게 가장 흔한 암은 무엇일까요. 대부분 갑상선암이라고 대답할 것입니다. 실제로 갑상선암은 2005년부터 우리나라 여성이 가장 많이 걸리는 암 1위 자리를 꾸준히 지켜왔습니다. 그런데 2018년 보건복지부 조사 결과에 따르면 2016년을 기점으로 순위에 변동이 생겼습니다. 갑상선암 대신 유방암이 우리나라 여성이 가장 많이 걸리는 암 1위로 올라섰습니다.

유방암이 1위를 차지하게 된 것은 갑상선암 발병이 감소한 탓만은 아닙니다. 우리나라 주요 암의 발병률은 2011년부터 하락 곡선을 그리기 시작했지만, 유일하게 유방암만 지속적으로 증가 추세를 보이고 있습니다. 2016년 유방암 진단을 받은 여성은 총 2만1747명이며, 이는 10년 전보다 무려 두 배가 증가한 수치입니다.

우리나라 여성의 유방암 발병률이 꾸준히 증가하는 이유로는 서구화한 식생활과 그로 말미암은 비만을 꼽을 수 있습니다. 25~30쪽에서 자세히 설명하겠지만, 유방암 발병은 에스트로겐 노출 기간, 즉 생리 횟수와도 밀접한 관련이 있습니다. 임신과 출산, 모유 수유 등을 경험한 여성은 그렇지 않은 여성보다 생리 횟수가 적고, 유방암 발병 가능성도 낮습니다. 따라서 최근 우리나라 여성의 유방암 발병률이 증가하는 원인을 늦은 결혼, 출산율 저하, 모유 수유 감소 등에서 찾는 것도 무리는 아닐 것입니다. 이 밖에도 여성 건강에 대한 관심이 늘면서 유방 자가 검진 및 정기 검진이 활성화하고, 이 덕분에 유방암 발견 빈도가 높아진 점도 이유가 될 수 있습니다.

국내에 젊은 유방암 환자가 많은 이유

특이한 점은 우리나라 여성의 유방암 발병률은 50대 초반까지 증가하다가 이후 감소하는 양상을 보인다는 것입니다. 반면 다른 나라에서는 연령이 높아질수록 유방암 발병률도 증가하는 추이를 보입니다.

통계청이 2018년 발표한 '연도별·연령별 유방암 환자 수 추이' 그래프를 보면 왜 우리나라에는 유독 젊은 유방암 환자가 많으냐는 질문이 나올 법합니다. 쉰 살이 넘으면 유방암 위험에서 벗어나는 거냐고 묻는 사람도 있습니다. 하지만 엄밀하게 말하면 우리나라에 젊은 유방암 환자가 많은 것은 아닙니다. 우리나라 50대 이상 여성이 유독 유방암에 덜 걸리는 것이라고 봐야 합니다.

'한국·미국·일본 여성의 연령별 유방암 발병 추이' 그래프를 보면 우리나라 30, 40대 여성의 유방암 발병률은 다른 나라와 크게 다르지 않습니다. 크게 차이가 나는 구간은 50대 후반부터입니다. 50대 후반 이후의 유방암 발병률이 크게 줄기 때문에 우리나라의 그래프만 역V

연도별·연령별 유방암 환자 수 추이

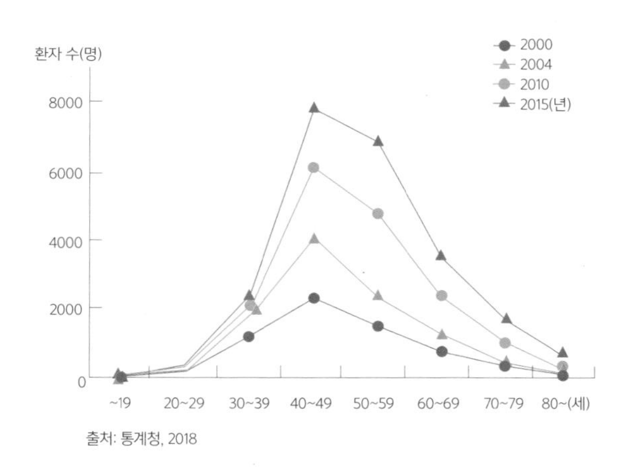

출처: 통계청, 2018

자 모양을 하고 있는 것입니다.

그렇다면 질문을 다시 해야겠습니다. 왜 우리나라 50대 후반 여성들은 유방암에 덜 걸리는 것일까요. 앞서 우리나라의 유방암 발병이 증가하는 이유를 서구화한 식생활과 그에 따른 비만 때문이라고 설명한 바 있지요.

우리나라 50대 후반 여성들은 그런 영향을 비교적 덜 받은 세대입니다. 그녀들은 육식을 거의 하지 않고 평생 몸을 많이 움직이며 살아왔습니다. 아이를 둘 이상 낳아 모유를 먹여 키웠고, 초경도 현재 20, 30대보다 훨씬 늦게 했습니다. 한마디로 우리나라 50대 후반 이후 여성과 20, 30대 여성은 생활습관이나 식습관, 살아온 방식이 완전히 다릅니다.

한국·미국·일본 여성의 연령별 유방암 발병 추이

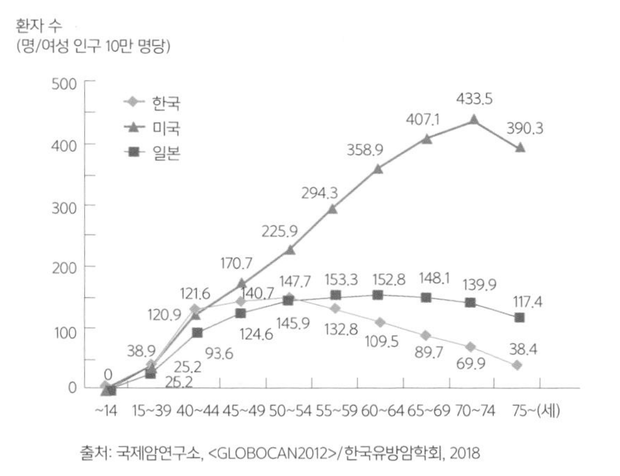

출처: 국제암연구소, <GLOBOCAN2012>/한국유방암학회, 2018

그래도 희망은 있다

현재 20, 30대 여성이 중년이 되는 수십 년 후가 되면 '한국형 유방암'이라는 단어 자체가 생경하게 들릴지도 모릅니다. '폐경 전후 유방암 발병 빈도 추이' 그래프를 보면 2010년까지는 폐경 전 여성의 유방암 비율이 폐경 후 여성보다 많았지만, 2011년부터는 폐경 후 여성의 유방암 비율이 전체 유방암의 절반을 넘기 시작했고, 2015년에는 전체 유방암의 53.5%를 차지했습니다. 유방암 환자의 중간 나이도 2000년에는 46세였지만, 2015년에는 50세로 나타났습니다. 서구화가 가속화함에 따라 수십 년 후에는 우리나라 여성의 연령별 유방암 발병 추이도 점차 미국이나 유럽과 비슷한 양상을 보이리라 짐작하게 하는 결과입니다.

폐경 전후 유방암 발병 빈도 추이

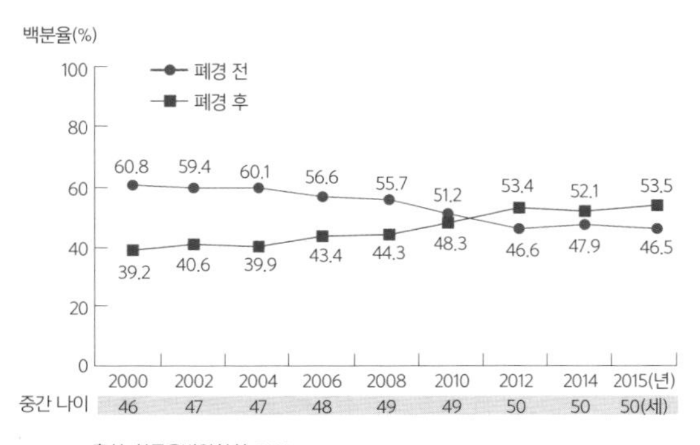

출처: 한국유방암학회, 2018

앞으로도 우리나라 여성의 유방암 발병률은 지속적으로 증가할 것으로 보입니다. 다행히도 우리나라 유방암 치료 성과는 다른 선진국과 비교해 결코 뒤지지 않습니다. 의료진의 꾸준한 연구와 치료법 개발로 국내 유방암 환자의 완치율과 생존율은 높아지는 추세입니다. 이에 따라 유방 전체를 절제하지 않는 유방보존술의 비중이 커지고, 유방재건술로 유방암 환자의 삶의 질도 향상되고 있습니다. 또한 유방암의 자가 검진과 정기 검진을 통해 증상이 없는 초기 유방암의 진단도 꾸준히 늘고 있습니다.

해마다 우리나라 여성 2만여 명이 새로 유방암 진단을 받고 있지만, 완치의 가능성은 나날이 커지고 있습니다. 그러니 희망과 용기를 잃지 마세요. 유방암은 초기에 발견하면 반드시 치료될 수 있습니다.

유방암은 어떤 병일까

유튜브 강의

유방암은 말 그대로 유방 내에 생기는 암을 가리킵니다. 암은 우리 몸을 구성하는 세포의 성장과 분화에 이상이 생겨 발생하는 질환이지요. 암이 유방을 구성하는 세포에서 기원하면 유방암이라고 부르는 것입니다.

대표적인 유방암의 종류

유방 내부는 소엽과 유관으로 구성돼 있습니다. 소엽은 모유를 만들고, 유관은 소엽에서 만든 모유를 유두까지 옮깁니다. 쉽게 말하면 소엽은 공장, 유관은 파이프인 셈입니다.

유방암은 이들 소엽과 유관, 특히 유관에 잘 발생합니다. 암이 소엽에 생기면 '소엽암', 유관에 생기면 '유관암'이라고 부르지요. 또한 암세포가 소엽이나 유관 밖으로 뚫고 나오면 '침윤성 유방암', 소엽이나 유관 안에만 있으면 '비(非)침윤성 유방암' 또는 '상피내암'이라고 합니다. 암세포가 기저막을 단 1mm만 뚫어도 침윤성 유방암으로 구분합니다. 비침윤성 유방암은 암세포가 발생 부위를 벗어나지 않은 상태이므로 침윤성 유방암보다 당연히 예후가 좋습니다.

침윤성 유관암

유관은 모유를 소엽에서 유두까지 옮기는 일종의 파이프라고 설명한 바 있지요. 침윤성 유관암은 파이프에서 발생한 암세포가 이를 뚫고 밖으로 나온 상태로 이해하면 됩니다. 전체 유방암의 75~85%를 차지하는 대표적인 유방암입니다.

침윤성 소엽암

소엽에서 발병한 암세포가 소엽을 벗어나 다른 부위로 퍼진 상태를 가리킵니다. 전체 유방암의 3~5%를 차지합니다. 예후는 침윤성 유관암과 비슷하지만, 양쪽 유방 모두에서 발병하거나 한쪽 유방 내에서 다발성으로 발병하는 경우가 많아 유방전절제술을 시행할 가능성은 더 높습니다.

비침윤성 유관암(유관 상피내암)

암세포가 유관 내에서만 성장하고, 밖으로 뚫고 나가지는 못한 상태를 '비침윤성 유관암' 또는 '유관 상피내암'이라고 합니다. 증상이 거의 없어 대개는 정기 검진에서 유방 영상 검사로 발견하는 경우가 많습니다. 흔히 말하는 '0기 유방암'이 바로 이 상피내암입니다. 아직 전이되지 않은 '착하고 순한 암'이지만, 그대로 두면 침윤성 유방암으로 악화될 위험이 있어 반드시 수술로 제거해야 합니다.

비침윤성 소엽암(소엽 상피내암)

소엽에서 발생한 암세포를 편의상 '비침윤성 소엽암' 또는 '소엽 상피내암' 등으로 부릅니다. 그러나 엄밀하게는 암 전 단계라고 하는 것이 맞습니다.

항암 약물 치료 등을 받을 필요는 없지만, 침윤성 유방암으로 악화될 가능성이 있으므로 수술로 완전히 제거하는 것이 원칙이며 정기 검진을 통해 추적 관찰해야 합니다.

Dr.'s Advice

유두와 유륜에 생기는 특이한 유방암, 파제트병

파제트(Paget)병은 암세포가 유관에서 발생해 유두와 유륜 피부로 퍼지는, 매우 특이하고 희귀한 유방암입니다. 유두와 유륜에 습진이나 궤양, 화농성 괴사 등이 나타나면 파제트병은 아닌지 검사할 필요가 있습니다. 대개는 상피내암이지만, 가끔 침윤성 유방암으로 악화되기도 합니다.

기타 희귀한 유방암

악성 엽상육종

주로 유관과 소엽에서 발병하는 일반 유방암과 달리 지방조직이나 섬유조직에 생기는 특이한 암입니다. 현미경으로 보면 암세포가 나뭇잎처럼 보인다고 해 '엽상육종'이라는 이름이 붙었습니다. 일반 유방암과 비교해 예후에도 차이가 있어 혈관을 따라 폐, 뼈, 간 등에 전이를 일으킬 가능성은 크지만 림프절 전이는 드뭅니다.

임신기 유방암

임신 중이나 출산 1년 이내에 발병하는 유방암입니다. 자궁경부암과 함께 임신 중 가장 많이 발생하는 암이지만, 전체 유방암에서 차지하는 비중은 0.2~3.8%로 매우 낮습니다. 임신하면 멍울이 만져져도 주변 조직과 구분하기 어렵고, 유방암 검사가 태아에게 미칠 영향을 우려해 검사를 회피하는 임신부도 있어 진단이 늦어지는 경우가 많습니다. 따라서 일반 유방암보다 예후가 좋진 않습니다. 임신부와 태아 건강을 위해 고려할 사항이 많기 때문에 진단과 치료 과정에서 의사와 긴밀히 상담해야 합니다.

남성 유방암

2016년 방영된 SBS 드라마 〈질투의 화신〉에 의학 자문을 한 적이 있습니다. 주인공이 남성 유방암 환자로 설정됐기 때문입니다. 남성 유방암은 전체 유방암의 약 1%, 우리나라 유방암의 0.3% 정도를 차지하며, 매년 100명 이상이 진단받고 있습니다. 남성 유방암의 위험 요소는 BRCA 유전자 변이, 클라인펠터(Klinefelter) 증후군, 에스트로겐 투여, 비혼, 여성형 유방, 간 또는 고환 질환, 유방암 가족력, 가슴 부위 방사선 노출 등입니다. 치료 방법과 예후는 일반 유방암과 큰 차이가 없습니다.

유방확대술 후 유방암

보형물을 유방 내에 삽입한다고 해서 유방암 발병 위험이 더 높아지지는 않습니다. 그러나 보형물과 관련한 특이한 암이 보고된 바는 있으므로 유방확대술을 했다면 정기 검진을 꼭 받아야 합니다. 특히 유방암 고위험군에 해당하는 여성은 유방확대술 전에 유방암 전문의와 충분히 상담하고, 수술 후에도 정기 검진을 잊지 말아야 합니다.

보형물을 근육 아래 삽입하는 수술은 유방암 조직검사나 수술 시 보형물을 제거할 필요가 없습니다. 반면 보형물을 근육 위에 삽입하는 수술은 유방암 혹과 보형물을 구분하기 어려워 조직검사 시 보형물을 제거해야 할 수도 있습니다. 파라핀 주사로 유방을 확대하는 불법 시술을 받은 경우에는 유방 X선 촬영이나 초음파 검사로 유방 질환을 확인하기 어렵기 때문에 유방 MRI(자기공명영상) 검사를 받아야 합니다. 이 비용이 부담스러워 검사를 꺼리다가 뒤늦게 유방암을 발견하는 환자도 많습니다. 불법 시술은 아예 받지 않는 것이 상책입니다.

왜 유방암에 걸릴까

유튜브 강의

"선생님, 도대체 제가 유방암에 걸린 이유가 뭘까요?" 유방암 진단을 받은 많은 환자가 제게 이렇게 묻습니다. 안타깝게도 유방암의 발병 원인은 아직 명확하게 밝혀지지 않았습니다. 다만 유방암 환자와 일반인 사이에 어떤 차이가 있는지 비교해 그 원인을 짐작해볼 수는 있습니다.

유방암 일으키는 위험 요소

너무나 당연한 말이지만, 유방암의 가장 큰 위험 요소는 여성이라는 성(性)입니다. 여성 유방암 환자 수가 남성 유방암 환자 수의 100배에 달합니다. 나이 역시 중요한 위험 요소입니다. 다른 암과 마찬가지로 유방암도 나이가 들수록 발병 위험이 더 커집니다(현재 우리나라에 40대 유방암 환자가 가장 많다는 통계를 두고 나이 들면 유방암 위험이 낮아진다고 해석하면 곤란합니다).

이 외에도 유방암은 여성호르몬, 가족력과 유전 인자, 식생활과 생활습관, 환경 요인 등이 복합적으로 작용해 발생합니다. 특정 위험 요소가 있다고 반드시 유방암에 걸리는 것도 아닙니다. 어떤 위험 요소는 충분히 피할 수 있고, 설령 그러지 못하더라도 정기 검진을 통해 조기 발견이 가능합니다. 따라서 다음에 소개하는 위험 요소를 가진 여성도 너무 걱정할 필요는 없습니다. 유방암 발병 가능성이 있다는 사실을 인지하는 것이 곧 유방암 예방의 첫걸음입니다.

에스트로겐 노출 기간이 길 때

여성호르몬인 에스트로겐에 오래 노출될수록 유방암에 걸릴 위험도 높아집니다. 유방의 실질 조직을 구성하는 세포는 1차적으로 에스트로겐의 자극으로 증식하고 분화하는데, 이러한 세포의 증식과 분화가 변형 세포를 늘려 암을 유발합니다.

이른 초경과 늦은 폐경 에스트로겐 노출 기간이 길다는 것은 생리 기간이 길고 생리 횟수가 많다는 뜻입니다. 초경을 일찍 시작했거나(만 13세 이전) 폐경이 늦은 여성(만 55세 이후)이 여기에 해당합니다.

임신하지 않은 경우 임신을 하지 않아도 유방암 발병 위험이 높아집니다. 우리나라 유방암 환자가 점점 많아지는 것은 출산율 저하 현상과 분명 관련이 있습니다. 극단적으로 비교하면 임신하지 않은 여성은 아이 셋을 낳은 여성보다 생리를 30개월 정도 더 하는 셈이니까요. 결혼과 출산을 하지 않는 수녀나 비구니에게 유방암이 더 많이 생긴다는 연구 결과도 있습니다. 임신을 하더라도 만 30세 이후에 첫아이를 임신하면 그 전에 첫 임신을 한 경우보다 에스트로겐의 영향을 많이 받기 때문에 유방암 위험이 더 높습니다.

모유 수유를 하지 않은 경우 마찬가지 이유로 모유 수유 여부도 유방암 발병에 영향을 줍니다. 모유 수유를 하는 동안에는 생리가 일시적으로 중단되므로 모유 수유를 하지 않은 여성보다 에스트로겐의 영향을 덜 받습니다.

여성호르몬제 복용 폐경 이후 여성이 여성호르몬 대체요법으로 에스트로겐과 프로게스틴을 병용하면 유방암 발병 위험이 다소 높아진다는 보고가 있습니다. 단, 호르몬 치료제 사용을 중단하고 수년이 지나면 호르몬 치료제 사용으로 유방암이 발병할 위험은 사라집니다. 에스트로겐만 단독 사용하는 경우에는 유방암 발병에 영향을 주지 않습니다.

경구용 피임약 복용 에스트로겐과 프로게스틴이 함유된 경구용 피임약을 만 20세 이전부터 복용했거나 장기 복용한 경우 유방암 발병 위험이 증가한다고 알려져 있습니다. 그러나 피임약 복용을 중단하면 피임약 복용으로 유방암이 발병할 위험은 사라집니다. 경구용 피임약을 단기간 복용하는 경우에는 유방암 발병 위험을 높이지 않습니다.

유방암 가족력이 있을 때

어머니, 자매, 딸, 할머니, 이모, 고모 가운데 유방암 환자가 있으면 유방암 가족력이 있다고 봅니다. 유방암 가족력이 있으면 그렇지 않은 경우보다 유방암 발병 위험이 3~4배 정도 더 높습니다. 아무래도 가족 간 식생활과 생활습관 등을 공유할 가능성이 크니까요.

유방암 가족력이 위험한 또 다른 이유는 유방암 유전자 돌연변이가 발견될 가능성이 크기 때문입니다. 이 유전자 돌연변이를 가지고 있는 경우 일생 동안 유방암이 생길 확률이 60~80%나 됩니다(유전성 유방암에 대한 자세한 내용은 PART 4를 참고하세요).

빛 공해에 자주 노출될 때

야간 근무 한 달에 3회 이상 야간 근무를 해온 간호사 그룹을 10년간 관찰했더니 정상적인 패턴으로 생활한 여성 그룹보다 유방암 발병률이 36%나 더 높았다는 연구 결과가 있습니다. 야간 근무가 유방암 위험을 높이는 이유는 빛 때문입니다. 밤이 되면 우리 몸은 일명 '어둠의 호르몬'으로 불리는 멜라토닌을 분비합니다. 이 멜라토닌은 생체 리듬을 일정하게 유지할 뿐 아니라 에스트로겐 분비를 억제해 유방암을 예방하는 역할을 하지요.

그런데 야간 근무를 하면 밤에도 빛에 계속 노출돼 멜라토닌 분비는 억제되고, 에스트로겐은 더 많이 분비됩니다. 이런 이유로 야간 근무를 하는 여성들이 유방암에 걸릴 위험이 더 높은 것입니다. 야간 근무 때문이 아니더라도 밤늦게까지 깨어 있는 여성은 유방암 예방을 위해 생활습관을 조절하는 것이 좋습니다.

각종 전자기기 멜라토닌 분비를 방해하는 환경은 또 있습니다. 우리가 잠이 드는 순간까지 손에서 놓지 못하는 각종 전자기기도 빛 공해를 유발합니다. 손바닥만 한 불빛이라고 무시해서는 안 됩니다. 건강한 생활리듬을 되찾고 유방암을 예방하기 위해서는 잠자리에서만이라도 휴대전화나 태블릿 PC 등을 멀리하고 주변 환경을 어둡게 조성할 필요가 있습니다.

잘못된 식습관과 생활습관

서구화한 식습관 서구화한 식습관이란 한마디로 고기와 지방을 주로 섭취하고, 과일과 채소는 상대적으로 적게 먹는 것을 가리킵니다. 이런 식단은 혈중 에스트로겐을 높여 유방암 발병 위험 또한 높입니다. 특히 어린 시절의 식습관이 중요합니다. 칼로리가 높고 지방이 많은 음식을 먹으면 성조숙증으로 초경을 빨리 하고, 결과적으로 유방암에 걸릴 위험도 높아집니다.

비만 비만은 만병의 근원이라고 합니다. 유방암과 관련해서는 특히 폐경 이후 비만해지지 않도록 주의해야 합니다. 에스트로겐은 폐경 전에는 난소에서, 폐경 후에는 주로 지방조직에서 만들어집니다. 따라서 폐경 후 비만한 여성은 정상 체중 여성보다 에스트로겐 수치도, 유방암 발병 위험도 더 높아질 수밖에 없습니다.

음주 어떤 주종이든 하루 알코올 10g을 섭취하면 유방암 발병 위험이 7~10% 높아진다는 연구 결과가 있습니다. 알코올 10g은 40%(알코올 농도) 위스키 25ml, 25% 소주 40ml, 12% 포도주 85ml, 4% 맥주 250ml 정도에 해당합니다.

알코올 대사물인 아세트알데히드는 잘 알려진 발암물질입니다. 알코올이 체내 에스트로겐과 안드로겐의 분비를 증가시키기 때문에 유방암과 관련해서는 더욱 위험합니다. 따라서 술은 한 잔도 마시지 않도록 주의해야 합니다.

기타 유방암 위험이 높은 경우

유방암 과거력 과거 한쪽 유방에 암이 발병했던 여성은 반대쪽 유방에도 암이 생길 위험이 일반 여성보다 3~5배가량 높습니다. 따라서 한번 유방암에 걸렸다면 재발하지 않도록 정기적인 추적 검사를 받아야 합니다.

방사선 치료 경험 가슴 부위에 방사선 치료를 받은 경험이 있으면 유방암 발병 위험이 높아진다는 연구 결과가 있습니다.

치밀유방 유방조직은 유선조직과 지방조직으로 구성돼 있습니다. 치밀유방이란 전체 유방에서 유선조직이 차지하는 비중이 지방조직에 비해 많은 것을 말합니다. 치밀유방은 유방암 발병 위험이 높으므로 평소 자가 검진을 꼼꼼하게 하고 정기 검진을 잊지 말아야 합니다.

유방암 예방하는 세 가지 방법

유방암 발병 위험을 높이는 요소가 있다는 것은 다시 말해 유방암을 피하고 예방할 방법도 있다는 뜻입니다. 물론 초경 시기나 가족력 등은 내가 어떻게 할 수 없는 부분입니다. 임신이나 모유 수유도 내

한눈에 보는 유방암 위험 요소

매우 위험한 인자

- ☐ 이른 초경
- ☐ 늦은 폐경
- ☐ 임신 경험이 없는 경우
- ☐ 늦은 나이의 첫 만삭 임신
- ☐ 폐경 후 비만
- ☐ 음주
- ☐ 호르몬 대체요법 시행
- ☐ 경구용 피임약 복용
- ☐ 6개월 이하의 모유 수유
- ☐ 유방암 가족력

위험할 수도 있는 인자

- ☐ 흡연

위험도를 감소시키는 인자

- ☐ 18개월 이상의 모유 수유
- ☐ 운동
- ☐ 채소와 과일 섭취

출처: 유방암백서, 2018

마음대로 하기 어려운 면이 있지요. 하지만 생활습관만큼은 누구라도 스스로 조절할 수 있습니다.

유방암 발병 위험 요소는 어디까지나 가능성일 뿐입니다. 초경을 일찍 했거나 임신 경력이 없는 모든 여성이 유방암에 걸리진 않습니다. 반대로 유방암 위험 요소가 전혀 없던 사람이 뜻밖에 유방암에 걸리는 경우도 있습니다. 유방암에 걸릴 위험이 높든 낮든 건강하고 상식적인 생활습관을 유지하는 것이 중요합니다. 불리한 인자가 있어도 건강에 좋은 환경을 만들고 이를 꾸준히 유지하면 유방암 발병 위험에서 벗어나 건강한 삶을 영위할 수 있습니다.

육류는 줄이고 채소·과일은 늘리고!

앞서 서구화한 식생활과 그 때문에 생기는 비만이 유방암 발병 위험을 높인다고 설명한 바 있습니다. 따라서 균형 잡힌 식사를 하고, 과도한 체중 증가를 피하는 것이 가장 효과적인 유방암 예방책이라 할 수 있습니다. 유방암 예방에 좋은 식단이 따로 있는 것은 아닙니다. 이런저런 영양제를 복용하거나 민간요법을 시도하는 것은 오히려 몸에 부담을 줄 수 있습니다. 지방과 육류 섭취를 줄이고, 채소와 과일을 적당량 섭취하는 '상식적인 식단'이 정답입니다.

주 5회, 60분간 운동

상투적인 말 같지만, 운동만큼 건강을 확실하게 보장해주는 것도 없습니다. 일주일에 5회 이상, 매번 45~60분간 운동하면 유방암 발병을 현저히 줄일 수 있다는 보고가 많습니다. 폐경 후 유방암을 예방하는 데 운동이 매우 효과적이라는 연구 결과도 있습니다. 운동 시간을 따로 내기 어렵다면 계단이나 대중교통을 이용하는 등 평소 활동량을 늘리는 생활습관을 가져보세요.

자가 진단과 정기 검진

건강한 생활습관을 유지하는 것이 1차 예방법이라면 질병의 조기 발견은 2차 예방법입니다. 특히 유방암은 정기 검진을 통해 조기 발견하면 거의 대부분 완치가 가능하고 생존율도 높습니다. 한국유방암학회에서는 만 30세 이상은 매달 자가 검진, 만 35세 이상은 매달 자가 검진과 2년마다 유방 전문의 진찰, 만 40세 이상은 매달 자가 검진과 1~2년마다 유방 전문의 진찰 및 유방 영상 검사가 필요하다고 권고하고 있습니다.

유방에 생긴 멍울, 유방암일까

▶ 유튜브 강의

가슴에 멍울이 만져지거나 유방통이 있을 때 많은 여성이 유방암을 의심합니다. 걱정과 달리 이런 증상이 나타난다고 반드시 유방암은 아닙니다. 특히 유방통은 유방암과는 거리가 먼 증상입니다. 하지만 전에 없던 증상이 생겼고, 불편함이 있다면 당연히 검진을 받아야 합니다.

유방암의 대표 증상

통증 없는 멍울

통증 없는 멍울은 유방암의 가장 흔하고 대표적인 증상입니다. 물론 멍울이 만져진다고 모두 유방암은 아닙니다. 섬유선종이나 유방낭종 등 양성질환일 가능성이 더 큽니다.

통증 없는 멍울을 발견하면 '유방암이면 어쩌지' 하는 불안감이나

'설마 유방암은 아니겠지' 하는 근거 없는 낙관에 휘둘리지 말고 즉시 진찰을 받아보세요. 만일 유방암이라면 하루라도 일찍 발견하는 것이 치료에 유리합니다.

유방 피부의 변화

유방암의 또 다른 증상은 피부 변화입니다. 유방 피부에 전에 없던 깊은 주름이 보이거나, 습진이 생긴 것처럼 헐고 진물이 나거나, 염증이 생긴 것처럼 붉어지기도 합니다.

유방 피부 함몰이 나타나는 경우도 있습니다. 암세포가 자라면서 유방조직을 파고들어가 주변 조직과 유방 피부를 끌어당기는 바람에 피부가 움푹 파여 보이는데, 이를 유방 피부 함몰이라고 합니다. 암세포가 유두 근처에 있을 경우 유두가 함몰되기도 하지요. 이런 피부 함몰은 상체를 숙이거나 유방을 만져보면 더욱 확실하게 관찰할 수 있습니다.

비정상적인 유두 분비물

유두 분비물이 있다고 해서 모두 유방암은 아닙니다. 건강한 여성의 유두에서도 간혹 분비물이 나오니까요. 정상적인 유두 분비물은 양쪽 유두 모두에서 나오거나 한쪽 유두의 여러 구멍에서 나오며 색깔이 맑습니다.

반면 비정상적인 유두 분비물은 특정한 하나의 유관에서 나오며 초콜릿색이나 붉은색을 띱니다. 비정상적인 유두 분비물이 나와도 유방암일 확률은 10%에 불과하지만, 병원 진료는 꼭 받아야 합니다. 유방암이 아닌 양성질환이라도 치료가 필요한 경우가 있고, 때에 따라서는 양성질환이 유방암으로 악화될 수도 있기 때문입니다.

유방통 있다고 전부 유방암은 아니다

여성 절반 이상이 경험하는 유방통

2016년 대림성모병원이 설문조사를 한 결과, 전체 응답자 160명 중 절반 이상인 94명(58.8%)이 병원 방문 이유를 유방통 때문이라고 밝혔습니다. 그만큼 많은 여성이 유방통을 경험한다는 뜻이지요.

유방통과 유방암의 상관관계에 대한 조사에서는 유방통을 호소하는 여성의 35%가 유방암을 의심하는 것으로 나타났습니다. 그러나 유방통 환자 94명 가운데 유방암으로 진단받은 환자는 2명(2.1%)에 불과했습니다. 유방통이 없는 환자 66명 중에서도 1명(1.5%)이 유방암인 것으로 드러났고요. 유방통과 유방암 발병 사이에 큰 상관관계가 없다는 것을 단적으로 보여주는 결과입니다.

그렇다면 유방통은 왜 생기는 걸까요. 여러 원인이 있지만, 대개는 여성호르몬 변화 때문입니다. 유방에는 여성호르몬 수용체가 있어서 생리 주기나 임신 여부에 따라 가슴이 더 커지기도 하고, 원래 크기로 돌아오기도 합니다. 유방통도 이러한 여성호르몬 수용체 때문에 생기는 여러 증세 가운데 하나입니다. 생리 주기에 따라 나타났다가 사라지는 생리통과 비슷한 현상이라고 이해하면 됩니다.

카페인 과다 섭취가 유방통에 영향을 미친다는 연구 결과가 있습니다. 따라서 유방통이 너무 심하다면 커피, 탄산음료, 초콜릿 등의 섭취를 줄여보세요. 지방 섭취도 줄이면 좋습니다.

평상시 몸에 잘 맞는 브래지어를 착용하고, 운동할 때는 스포츠 브래지어를 입는 것도 도움이 됩니다.

일상적인 노력만으로 유방통이 호전되지 않으면 약물 치료가 필요합니다. 달맞이꽃 종자유, 호르몬 치료제, 진통제, 항우울증 치료제 등을 사용하는데, 약물 종류는 유방 전문의와 상담해 결정합니다.

주기적 유방통 vs 비주기적 유방통

주기적 유방통의 경우 대체로 생리 전에 통증이 가장 심하다가 생리가 시작되면서 점차 완화되지요. 대부분은 양쪽 유방에서 통증을 느끼며 통증 부위를 지정하기 어렵습니다. 유방이 무겁거나 쓰리거나 또는 불편하다는 느낌으로 표현하는 경우가 많습니다. 이런 유방통은 통증이 아주 심하지만 않다면 크게 걱정할 필요가 없습니다.

반면 비주기적 유방통은 생리 주기와 관계없이 불규칙하게 찾아옵니다. 주로 40대 이후 여성에게 많으며 한쪽 유방에 칼로 찌르는 듯한 심한 통증이 나타납니다. 이러한 비주기적 유방통 증세가 있으면 일단 진료를 받아보세요. 유방 질환과 관계없는 경우도 많지만, 유방염이나 유관확장증 등으로 진단될 때도 있으며 통증을 유발하는 유방암과의 관련성도 무시할 수 없습니다.

이런 유방통이라면 지금 바로 병원으로!

- [ ] 한쪽 유방에서만 통증이 느껴진다.
- [ ] 통증이 일주일 이상 지속된다.
- [ ] 칼로 베거나 찌르는 느낌, 또는 불에 타는 듯한 느낌이 든다.
- [ ] 통증 때문에 일상생활에 지장이 있다.
- [ ] 생리 주기와 관계없이 시도 때도 없이 통증이 있다.

유방에 생긴 혹, 암과 어떻게 구별할까

안심해도 좋은 양성종양과 그 밖의 질환

유방 양성종양은 여성의 20~30%에게서 나타날 정도로 매우 흔합니다. 양성종양은 대개 정기 검진을 통해 추적 관찰만 해도 충분하며, 제거해야 하는 경우는 10%도 되지 않습니다. 그런데도 양성종양을 제거하는 여성이 많은 이유는 유방암에 대한 불안감이 크기 때문입니다. 일부 양성 질환은 반드시 제거해야 하는 경우도 있지만, 양성종양이라고 해서 꼭 제거해야 하는 것은 아니므로 유방 전문의와 상의해야 합니다.

유방낭종 흔히 '물혹'이라고도 하는데, 유방 초음파 검사에서 가장 흔히 발견되는 양성종양입니다. 대개 모양이 둥글고 경계가 분명하지요. 대부분 치료가 필요 없고, 정기 검진을 통해 관찰만 해도 됩니다. 때로는 낭종 수십 개가 한꺼번에 발견되기도 하는데, 개수가 많다고 더 위험한 것은 아닙니다. 여성호르몬의 변화에 따라 낭종이 저절로 없어지기도 합니다.

단, 낭종 내용물이 핏빛을 띠거나 낭종이 세 번 이상 재발하는 경우, 주삿바늘로 뽑아도 낭종이 완전히 없어지지 않는 경우에는 조직검사를 해보는 것이 좋습니다.

섬유선종 30세 이하 여성에게 가장 흔하게 나타나는 양성종양이 바로 섬유선종입니다. 주변 조직과 경계가 분명하고 유방 내에서 잘 움직이는, 단단한 고무 같은 멍울인데 통증은 거의 없습니다. 멍울 크기는 생리 주기나 임신 여부에 따라 달라질 수 있지만, 대개 2~3cm에

Dr.'s Advice

양성종양 제거해야 할까?

저는 암 위험도가 높거나 크기가 점점 커지는 양성종양일 때 진공보조 유방생검술(맘모톰)을 권고합니다. 진공보조 유방생검술은 조직검사를 위한 시술이며, 많은 양의 조직을 얻을 수 있기 때문에 정밀 조직검사가 필요할 때 시행할 수 있습니다. 한편 통증을 동반하거나 유방암 가족력이 있어 환자가 두려움과 스트레스를 심하게 느낄 때도 양성종양 제거를 고려합니다. 그렇지 않은 경우 양성종양을 제거하는 것은 불필요한 시술일 수 있습니다. 따라서 양성종양 진단을 받았다면 무조건 제거하려고만 하지 말고, 진공보조 유방생검술 시술이 꼭 필요한지 신중하게 알아보고 결정해야 합니다. 단, 제거할 필요는 없더라도 6개월에 한 번씩 정기검진을 통해 모양과 크기에 변화가 있는지 관찰해야 합니다.

서 성장을 멈춥니다. 일상생활에 큰 지장만 없다면 치료할 필요가 없고, 6개월마다 한 번씩 정기 검진만 해도 충분합니다.

섬유낭종성 변화 생리 전에 통증을 동반한 멍울이 만져질 때가 있습니다. 이때 멍울을 조직검사해보면 형태와 크기가 다양한 낭종(물혹)과 섬유화(조직이 단단해지는 현상)를 관찰할 수 있는데, 이 둘을 합해 '섬유낭종성 변화'라고 합니다. 질환이라기보다 여성호르몬에 따른 유방조직의 변화라고 볼 수 있습니다. 유선이 풍부하게 발달하는 30, 40대에 흔히 나타나며, 폐경기 이후에는 유선이 퇴화하고 지방조직이 많아져 섬유낭종성 변화가 잘 나타나지 않습니다.

엽상종양 엽상종양은 현미경으로 보면 나뭇잎처럼 보인다고 해서 붙은 이름입니다. 유방 영상 검사에서는 섬유선종과 비슷해 보이지만, 3개월 만에 크기가 두 배가 되는 등 빠른 속도로 자라는 특징이 있습니다. 일반적으로 60~70%는 양성, 16~30%는 악성입니다. 양성이든 악성이든 세포검사나 유방 영상 검사를 통해 암과 구분하기 어렵고, 재발 가능성이 크기 때문에 반드시 제거해 조직검사를 해야 합니다. 제거는 진공보조 유방생검술이 아닌 수술로 하는 것이 원칙입니다.

관내 유두종 유관 안에 작은 사마귀처럼 자라는 혹을 관내 유두종이라고 합니다. 주로 유륜 아래 생기지만 유방 어디에나 생길 수 있습니다. 유두에서 노란색이나 핏빛을 띠는 분비물이 나오기도 합니다. 유방암으로 악화될 위험이 6~7% 정도 있으므로 수술적 제거나 진공보조 유방생검술이 필요합니다.

유방염 유선조직에 염증을 일으키는 질환을 유방염이라고 합니다. 유방이 빨갛게 붓고 통증이 있으며 심하면 오한이나 발열 등 전신 증상이 나타나기도 합니다.

유방염은 수유기 유방염과 비수유기 유방염으로 나눌 수 있습니다. 수유기 유방염은 수유 중인 여성의 2~3%에게 나타납니다. 아기가 젖을 빨면서 유두나 유륜의 피부에 상처가 생기고, 그곳을 통해 세균이 유선 안으로 침범해 염증을 일으킵니다. 유방염이 있어도 수유를 중단할 필요는 없으며 오히려 수유가 치료에 도움이 됩니다. 막힌 유관이 뚫리도록 염증 부위를 마사지해주면 좋습니다.

비수유기 유방염은 유관에 세균이 번식하거나 유관 내용물이 유방 조직으로 거꾸로 흘러가 염증이 생긴 질환입니다. 유륜 아래에 잘 생기고 농양이나 덩어리를 형성하는 경우도 많습니다. 농양이 형성된 후에는 피부를 절개해 농양을 배출하는 수술을 해야 하지만, 농양이 형성되기 전에는 항생제로 대부분 치료가 됩니다. 항생제를 쓰고도 며칠 내로 염증이 호전되지 않으면 세포검사나 조직검사를 통해 육아종성 유선염인지 염증성 유방암인지 알아볼 필요가 있습니다.

유방의 지방 괴사 유방 타박상, 유방 수술, 방사선 치료, 파라핀 주사, 실리콘 주입 등으로 발생하는 질환입니다. 단단하고 경계가 불명확한 여러 개의 혹, 유방 피부 함몰 등 유방암과 비슷한 증상이 나타나지만, 암이 될 가능성은 거의 없으므로 치료는 하지 않아도 됩니다.

방사상 반흔 혹이 방사형으로 삐죽삐죽 튀어나왔다고 해 붙은 이름입니다. 유방암과 구분하기 쉽지 않아 대부분 조직검사를 합니다. 조직검사 결과 방사상 반흔이 확인되면 대개 수술적 제거 또는 진공보조 유방생검술을 권고합니다.

유방암 발병 위험이 높은 종양

비정형 유관증식증 유관 상피세포가 비정상적인 형태로 증식한 질환입니다. 조직검사로 유관 상피내암과 구분하기 어려운 경우도 있으므로 반드시 수술이나 진공보조 유방생검술로 제거해야 합니다. 비정형 유관증식증을 진단받은 환자는 종양을 제거한 후에도 나중에 유방암이 생길 위험이 4~5배 높고, 특히 유방암 가족력이 있으면 위험도가 2배 더 증가합니다. 따라서 이런 경우에는 유방 정기 검진을 꼭 받아야 합니다.

비정형 소엽증식증 소엽 단위 세포가 비정상적인 형태로 증식한 질환입니다. 조직검사로 유방암과 구분하기 어려운 경우도 있으므로 반드시 수술이나 진공보조 유방생검술로 제거해야 합니다. 침윤성 유방암이 발생할 위험은 일반인에 비해 3~5배 정도 높습니다.

소엽 상피내암(비침윤성 소엽암) 소엽 상피내암 자체는 악성종양이 아니지만, 침윤성 유방암으로 진행될 가능성이 4배 이상 높은 만큼 수술로 완전히 제거해야 합니다.

유방암이 어떤 병인지 이해하셨나요? 책을 읽다가 더 궁금한 점이 있으면 [카카오톡 플러스친구 @대림성모병원 행복한 유방센터]로 문의해주세요. 저자가 직접 답변해드립니다.

BONUS PAGE

내 가슴에 대해 얼마나 알고 있나요?

유튜브 강의

유방암에 대해 자세히 설명하기 전에 우선 유방 구조와 변화를 간략하게 짚어보겠습니다. 컴퓨터 구조를 잘 몰라도 사용하는 데는 전혀 문제가 없는 것처럼 유방 구조를 잘 몰라도 지금까지 사는 데 아무런 지장이 없었을 것입니다. 그러나 여성이라면, 더군다나 유방암에 걸렸거나 유방암에 대비하고 싶은 여성이라면 내 신체 구조에 대해 이해할 필요가 있습니다.

유방의 위치

유방은 해부학적으로 위아래로는 2번과 6번 갈비뼈 사이, 좌우로는 흉골과 겨드랑이 사이에 위치합니다. 유두는 대개 4번 갈비뼈 위치에 있지요.

양쪽 유방의 크기와 모양은 대개 비슷하지만, 나이, 유전, 영양 상태에 따라 다소 차이가 있습니다. 여성 대부분이 오른쪽보다 왼쪽 유방이 더 큰 경향이 있는데, 이는 심장박동 때문입니다.

BONUS PAGE

유방의 내부 구조

유방은 일종의 변형된 땀샘조직이라는 설이 있으며, 젖을 만들고 분비하는 기관입니다. 유방의 내부는 크게 유방조직, 섬유조직, 지방조직으로 나눌 수 있습니다.

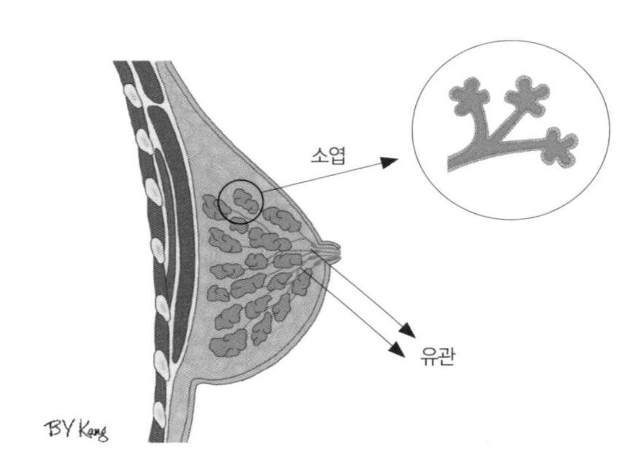

유방조직 크게 소엽과 유관으로 나뉩니다. 소엽은 모유를 생산하는 역할을 하는데, 한쪽 유방에 15~20개 정도가 있습니다. 유관은 소엽에서 생산한 모유를 유두로 옮기는 관입니다. 유방암 대부분은 이 소엽과 유관에서 발생합니다.

섬유조직 유방조직을 감싸고 있으며 유방 형태와 탄력을 유지해줍니다.

지방조직 유방을 지지하는 가슴 근육을 덮고 있습니다. 지방조직이 많을수록 유방이 부드러워지지요. 나이가 들면 유방조직이 지방조직으로 변화됩니다.

BONUS PAGE

유방의 외부 구조

유두 유두에는 약 8~15개의 구멍이 있습니다. 소엽에서 만들어진 모유가 유관을 거쳐 이 구멍으로 나옵니다.

유륜 유두 주변을 둘러싸고 있는 검붉고 둥근 부분을 가리킵니다. 표면에는 작은 돌기 모양의 몽고메리선이 있습니다. 이 몽고메리선에서 기름진 분비물이 나와 유두와 유륜을 부드럽게 해주고 항균 작용도 합니다.

유방 주위의 림프절

림프절은 일종의 면역기관으로, 내부에 림프구 및 백혈구가 포함돼 있습니다. 각 림프절은 림프관으로 서로 연결돼 있는데, 다른 조직에서 나온 체액을 걸러 감염이나 질병으로부터 우리 몸을 보호하는 역할을 합니다.

유방 주위의 림프절로는 겨드랑이 림프절, 쇄골 위 림프절, 내유 림프절 등이 있습니다. 이들 림프절에 유방암이 잘 전이되는데, 특히 유방에서 생기는 림프액 대부분이 모이는 겨드랑이 림프절에 전이가 가장 많이 일어납니다.

유방 변화

생리로 생기는 유방 변화 유방은 생리 주기에 따라 크기와 감촉이 조금씩 달라집니다. 생리가 끝난 며칠 후부터 점점 커져서 생리 직전에는 최대가 되고, 생리가 시작되면 부기가 가라앉으면서 원래 크기로 돌아옵니다. 이러한 변화는 생리 주기에 따라 에스트로겐 분비량이 달라지기 때문에 생깁니다. 배란일부터 생리가 시작되기 전까지는 프로게스테론 분비가 늘어나는데, 이 때문에 몸에 수분이 쌓이고 유방 내 소엽이 부으면서 멍울이나 유방통이 생기기도 합니다.

임신으로 나타나는 유방 변화 임신 중에는 소엽이 발달하면서 유방이 커지고, 유두와 유륜 색이 짙어집니다. 임신 후반으로 갈수록 유관도 발달해 초유를 분비할 준비를 하지요. 임신 중에는 임신 유지를 위해 에스트로겐, 프로게스테론 등 다양한 호르몬이 분비돼 유방암 발병 위험이 일시적으로 높아집니다. 그러나 장기적으로는 임신과 출산 경력이 많을수록 유방암 위험이 낮습니다.

출산으로 말미암은 유방 변화 출산 후부터는 프로락틴이라는 호르몬이 분비돼 본격적으로 젖이 돌기 시작합니다. 유방은 더 커지고 단단해지지요. 이런 과정에서 혈액과 림프액이 과하게 모여 젖몸살이 생기기도 합니다. 모유 수유가 끝나면 소엽 단위 세포가 줄어들어 유방 크기가 이전으로 돌아가거나 약간 작아집니다.

노화에 따른 유방 변화 나이가 들면 에스트로겐과 프로게스테론의 분비가 감소하면서 모유를 만드는 유방조직이 지방조직으로 대체됩니다. 이러한 변화는 점진적으로 일어나다가 폐경기에는 전체 유방에서 일어나서 결국 유관과 소엽은 줄어들게 됩니다.

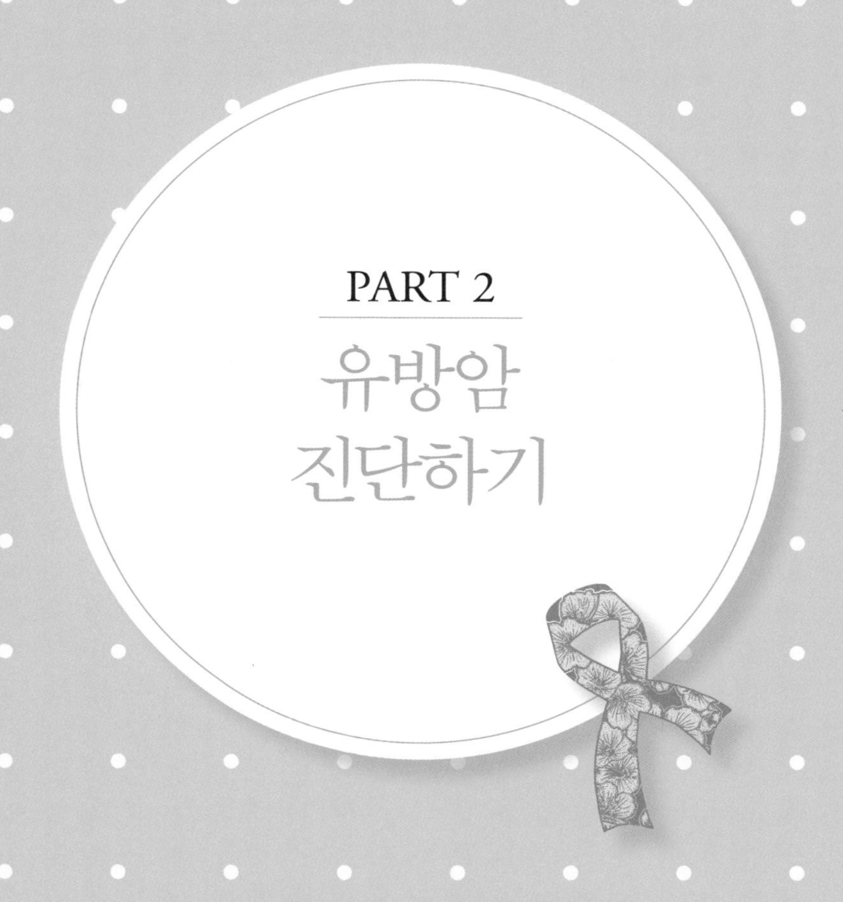

PART 2

유방암 진단하기

유방암 예방의 첫걸음, 자가 검진

유방암의 치료율과 완치율을 높이는 비결은 조기 발견입니다. 특히 유방암은 다른 암과 달리 자가 검진을 통해 초기 증상을 발견할 수 있다는 특징이 있습니다. 실제로 저는 진료실에서 자가 검진을 통해 멍울을 발견하고, 이를 계기로 유방암을 조기에 발견한 사례를 많이 보아왔습니다. 유방암 자가 검진은 유방암 예방과 조기 발견의 첫 단추입니다. 따라서 만 30세 이상부터는 유방암 자가 검진을 습관화하는 것이 좋습니다.

한국유방암학회가 권하는 유방암 검진 방법

만 30세 이상	매달 자가 검진
만 35세 이상	매달 자가 검진 + 2년마다 의사 진찰
만 40세 이상	매달 자가 검진 + 1~2년마다 의사 진찰과 유방 영상 촬영

생리 끝나고 사흘 후 유방 변화 관찰

자신의 유방을 꼼꼼하게 살펴보는 것이 유방암 자가 검진의 시작입니다. 이를 통해 유방의 변화를 잘 관찰하면 유방암을 조기에 발견할 수 있습니다. 유방 자가 검진은 생리가 끝나고 사흘 후에 하는 것이 좋습니다. 이때가 유방이 가장 부드러운 시기라 정확하게 검진할 수 있기 때문입니다. 폐경 여성은 임의로 날짜를 정하되 매달 같은 날짜에 자가 검진을 해보기를 권합니다. 기억하기 편하게 매달 1일에 하는 것도 좋은 방법입니다.

유방 자가 검진 방법은 다음과 같습니다.

1단계: 거울 앞에서 육안으로 관찰하기

유방 모양이나 윤곽에 변화가 있는지 살펴봅니다. 특히 유방에 작은 덩어리가 보이거나 유두가 함몰되지 않았는지 잘 관찰합니다.

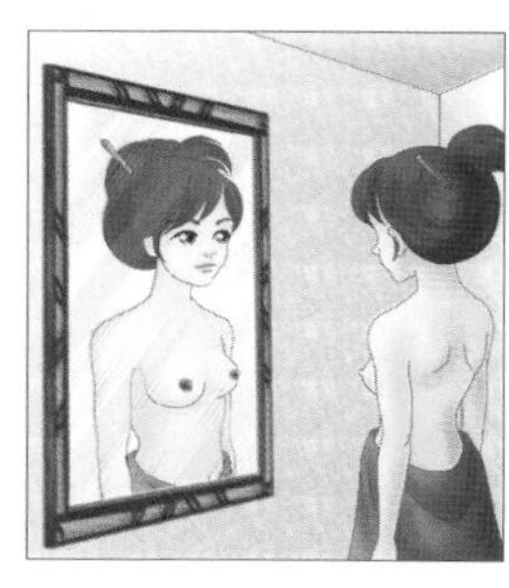

거울 앞에 서서 양팔을 편하게 내린 후 양쪽 유방 모양을 관찰한다.

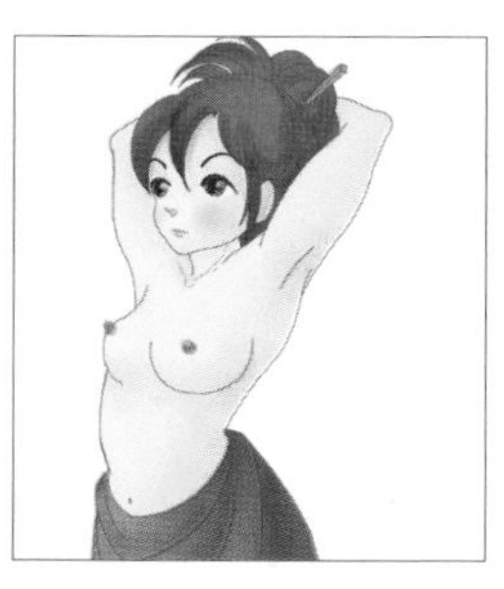

양손을 머리 뒤로 깍지 낀 후 팔에 힘을 줘 유방을 앞으로 내밀고 양쪽 유방 모양을 관찰한다.

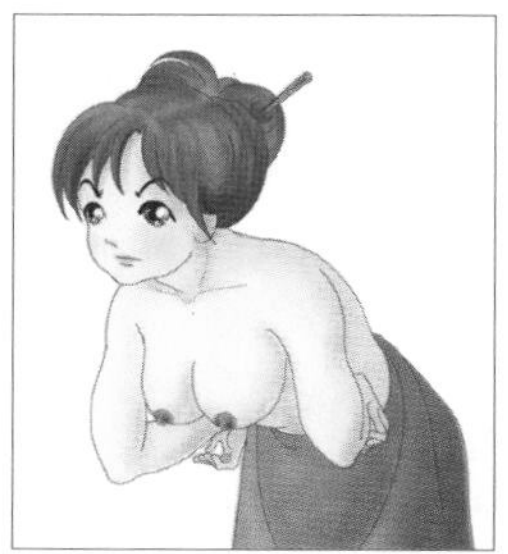

양손을 허리에 짚은 후 어깨와 팔꿈치를 앞으로 내밀면서 상체를 숙이고 양쪽 유방 모양을 관찰한다.

2단계: 서거나 앉은 자세에서 촉진하기

보디로션이나 보디오일을 발라 피부를 부드럽게 만들면 좀 더 쉽게 촉진할 수 있습니다. 샤워할 때 거품을 낸 상태에서 하는 것도 좋은 방법입니다.

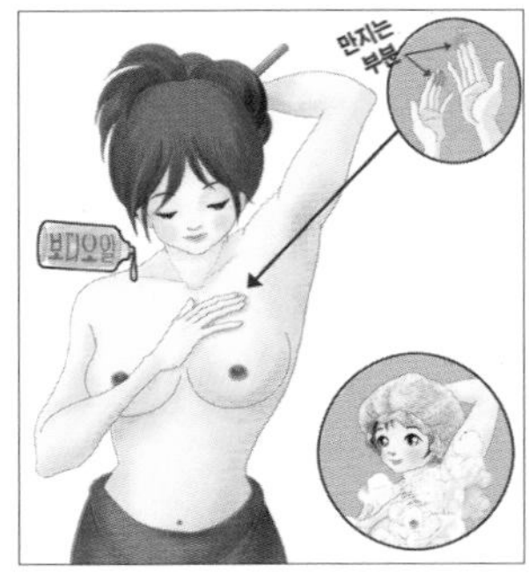

촉진하려는 유방 쪽의 팔을 머리 위로 들어올리고, 반대편 손의 2·3·4번째 손가락 첫 마디 바닥면을 이용해 동전 크기로 원을 그리며 유방을 촉진한다.

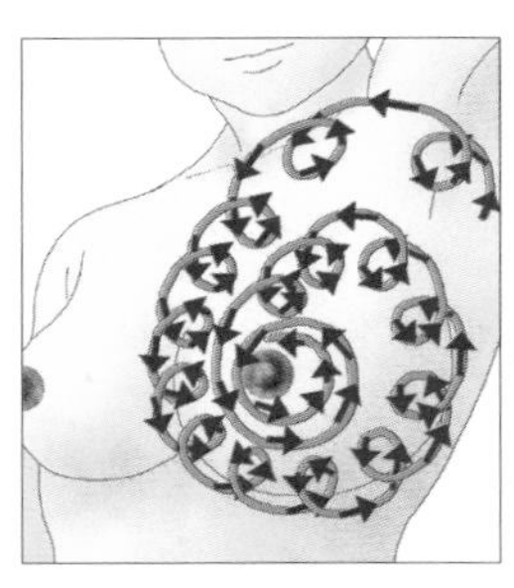

겨드랑이 아랫부분부터 쇄골 위아래를 거쳐 유방 안쪽을 향해 원을 그려가며 촉진한다.

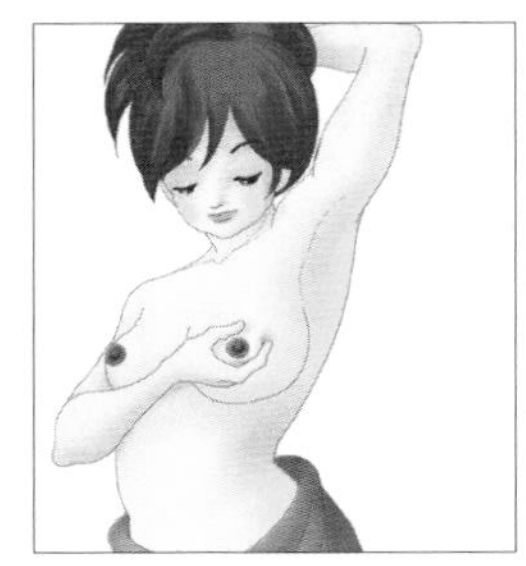

유두를 위아래와 좌우로 가볍게 짜면서 분비물이 나오는지 확인한다.

3단계: 누운 자세에서 촉진하기

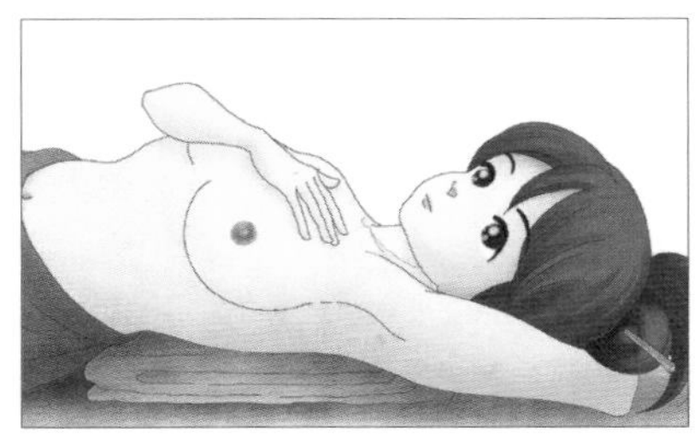

편안히 누운 후 한쪽 어깨 밑에 수건을 접어 받친 다음 팔을 머리 위로 올리고 반대편 손으로 2단계 방법과 같이 촉진한다. 반대쪽도 같은 방법으로 촉진한다.

일러스트 © 황선나

병원 진찰이 필요한 이상 증세

자가 검진을 하면서도 구체적으로 무엇을 관찰해야 하는지 잘 모르는 여성이 많습니다. 관찰과 촉진을 하다가 다음과 같은 이상 증세를 발견하면 즉시 병원을 찾아 진찰을 받아보세요. "얼마 전 건강검진에서 아무 이상 없었으니 괜찮을 거야" 하고 단정해서는 안 됩니다. 몇 달 전 건강검진을 받았더라도 자가 검진에서 이전에 없던 증세를 발견했다면 일단 진찰을 받아보는 것이 좋습니다.

자가 검진에서 혹이 만져지느냐 안 만져지느냐보다 더 중요한 것은 한 달 전의 가슴과 지금의 가슴에 차이가 있느냐 없느냐를 알아채는 것입니다. 가슴 모양이나 감촉이 한 달 전과 비교해 크게 달라지지 않았다면 일단 안심해도 좋습니다. 물론 이상 증세가 나타났다고 해서 모두 유방암은 아닙니다. 유방암 여부를 확인하려면 더 정밀한 검사가 필요합니다.

- [ ] 유방에서 덩어리가 만져지는 경우
- [ ] 겨드랑이에서 멍울이 만져지는 경우
- [ ] 유방 피부에 주름이 생긴 경우
- [ ] 이전 자가 검진과 달리 유두가 함몰된 경우
- [ ] 유두를 짰을 때 피가 섞인 분비물이 나오는 경우
- [ ] 이전 자가 검진과 달리 한쪽 유방이 커진 경우
- [ ] 이전 자가 검진과 달리 한쪽 유방이 아래로 처진 경우

병원에 가면 어떤 검사를 받을까

유튜브 강의

유방암에 걸리면 멍울이나 혹, 유두 분비물 등 특정 증세가 나타날 거라고 생각하는 사람이 대부분입니다. 하지만 초기 유방암은 아무런 증세가 없는 경우도 많습니다. 이러한 증세 없는 초기 유방암을 발견하는 유일한 방법이 바로 병원 정기 검진입니다.

만 40세 이상이면 1~2년에 한 번 정기 검진

증상 없이 검진을 통해 발견한 유방암은 초기 암으로 완치율이 매우 높아 림프절 전이가 없는 비율이 79%, 5년 생존율(치료를 마치고 5년 후 살아 있는 환자의 비율)이 96%, 5년 무병 생존율(5년 동안 재발하지 않고 생존한 환자의 비율)이 92%에 이릅니다. 반면 증상이 있어 발견한 유방암은 림프절 전이가 없는 비율이 58%, 5년 생존율이 81%, 5년 무병 생존율이 68%입니다. 유방암은 조기 발견만 하면 수술만으로 완치가 가능하고, 생존율도 높다는 사실을 잘 보여주는 통계입니다.

자가 검진만으로 유방암을 조기에 발견하기는 매우 어렵습니다. 특히 만 40세 이상이라면 자가 검진과 함께 1~2년에 한 번은 반드시 병원 정기 검진을 받아야 합니다. 정기 검진 시 유방 영상 검사에서 유방암이 의심되는 결과가 나오면 추가로 조직검사를 합니다.

단, 20, 30대 여성은 특별한 증상이 없는 한 유방 X선 촬영을 하지 않는 것이 좋습니다. 20, 30대는 유방조직이 치밀해 유방 X선 촬영의 진단율이 매우 낮을 뿐 아니라 X선 노출로 오히려 유방암 발병 위험이 높아질 수 있기 때문입니다. 이런 이유로 한국유방암학회에서도 유방 X선 촬영을 만 40세 이상에게 권고하고 있습니다.

그러나 2018년 대림성모병원이 건강검진을 받은 적 있는 만 25~34세 여성을 대상으로 조사한 바에 따르면 이들의 70%가 유방 X선 촬영도 한 것으로 나타났습니다. 의심스러운 증상이 있어서 검사를 받은 경우는 11%에 불과했고, 나머지는 대부분 직장 건강검진에 포함돼 받았다고 응답했습니다. 아직도 많은 여성이 유방암 검진에 대해 정확히 알지 못한다는 사실을 단적으로 보여주는 결과입니다.

검진 1단계: 상담 및 임상 진찰

먼저 초경 시기, 폐경 여부, 생리 주기, 출산 경험, 여성호르몬제 복용 여부, 난소 종양 유무, 난소·유방 질환의 과거력, 유방암을 포함한 암 가족력 등을 파악하기 위한 상담을 합니다. 그다음 양쪽 유방이 대칭인지, 유방 크기나 모양, 피부 등에 문제는 없는지 육안으로 관찰합니다. 마지막으로 유방, 겨드랑이, 목 주변을 꼼꼼하게 촉진하고, 유두 분비물은 없는지 확인합니다.

검진 2단계: 유방 영상 검사

유방 X선 촬영(유방촬영술)

유방 X선 촬영은 유방암 조기 발견에 매우 중요한 검사입니다. 한국유방암학회에서는 만 40세 이상 여성은 유방암 증상이 없더라도 1~2년에 한 번 유방 X선 촬영을 하라고 권고합니다.

각 유방을 위아래와 좌우에서 압박해 총 네 장의 사진을 찍습니다. 이 과정에서 유방에 심한 고통을 느끼는 여성도 있습니다. 하지만 유방을 세게 누를수록 유방 두께가 얇아져 적은 양의 방사선으로도 질 좋은 영상을 얻을 수 있습니다. 유방 X선 촬영에서 발견되는 이상 소견은 다음과 같습니다.

혹이나 멍울 모양에 따라 악성도를 결정합니다. 필요하면 초음파 검사 등을 추가로 실시합니다.

석회화 칼슘 성분 등이 유방조직에 쌓여 하얀 돌가루처럼 보이는 현상입니다. 유방 X선 촬영에서 흔히 발견할 수 있는 소견입니다. 유방암 초기에 석회화가 나타나는 경우도 있지만, 석회화가 있다고 모두

암은 아니니 걱정할 필요는 없습니다. 모양과 분포 등에 따라 확대 X선 촬영, 초음파 검사 등을 추가로 받을 수 있습니다.

치밀유방 유즙을 만들어내는 유선조직이 지방조직보다 많은 경우를 치밀유방이라고 합니다. 폐경 후 여성이 치밀유방이면 유방암 발병 위험이 네 배 이상 높아진다고 알려져 있습니다. 치밀유방은 유방 X선 촬영 사진이 전반적으로 하얗게 나오기 때문에 검사의 정확도가 떨어집니다. 따라서 치밀유방인 여성은 유방 X선 촬영과 초음파 검사를 함께 받는 것이 좋습니다.

추가적으로 시행하는 유방 X선 촬영

확대 촬영 유방 X선 촬영에서 군집성 미세석회화(작고 불규칙한 모양의 석회화가 모여 있는 경우)가 발견된 경우 가장 효과적인 검진 방법입니다. 미세석회화의 모양 분석, 범위 파악, 혹 발견에 매우 유용합니다.

국소 압박 촬영 작은 압박자로 유방의 좁은 부위를 압박해 촬영합니다. 혹의 유무와 그 형태를 분석하는 데 유용한 검사 방법입니다.

보형물 전위 촬영 유방 확대를 위해 보형물을 삽입한 경우 시행하는 검사입니다. 보형물을 최대한 뒤로 밀고, 유방조직을 앞으로 당겨 보형물이 나오지 않게 촬영하는 기법입니다.

유방 초음파 검사

유방 X선 촬영과 함께 유방암 영상 검사에서 가장 많이 사용하는 방법입니다. 유방 초음파 검사를 시행하는 경우는 다음과 같습니다.

- [ ] 유방 X선 촬영에서 혹이 발견된 경우
- [ ] 젊은 여성으로 유방에서 혹이 만져지는 경우
- [ ] 치밀유방으로 유방 X선 촬영에서 혹의 유무를 판단하기 어려운 경우
- [ ] 임신부나 수유부로 유방 검사가 필요한 경우

디지털 3차원 유방 촬영

유방을 다양한 각도에서 1~5mm 간격으로 연속 촬영해 3차원 영상을 얻는 검사 방법입니다. 유방암 초기 진단율을 높이고, 유방 X선 촬영 후 시행하는 재촬영이나 초음파 검사 등을 줄일 수 있다는 장점이 있습니다. 특히 한국 여성에게 흔한 치밀유방의 경우, 기존 X선 촬영으로는 발견하기 어려웠던 혹을 3차원 입체 영상을 통해 명확하게 확인할 수 있습니다. 그러나 방사선 노출량이 증가하고 건강보험이 적용

Dr.'s Advice

번거롭지만 꼭 필요한 유방 X선 촬영

유방 초음파 검사는 방사선 노출 위험이 없고, 실시간으로 영상을 확인할 수 있으며, 검사 방법이 간편하다는 장점이 있습니다. 그래서인지 유방 X선 촬영을 생략하고 유방 초음파 검사만 받고 싶다는 분이 간혹 있습니다.

그러나 유방 초음파 검사만 시행하면 초기 유방암에서 자주 보이는 미세석회화를 확인하기 어렵습니다. 정확한 유방암 검진을 위해서는 다소 번거롭더라도 유방 X선 촬영이 반드시 필요합니다.

되지 않는 등의 단점이 있어 국내에 많이 도입되지 않은 실정입니다.

탄성 초음파 검사

멍울의 단단함 정도를 초음파 기계로 측정하는 기술입니다. 유방암은 대개 주변 조직보다 단단하므로 이런 탄성 차이를 이용해 악성 여부를 감별합니다.

유방 MRI 검사

유방암 진단뿐 아니라 병기나 전이 여부를 진단하는 데 도움이 되는 검사입니다. 검사 비용이 비싸 대중적으로 시행하는 검사는 아니지만, 방사선 노출이 없고 양쪽 유방을 비교하기 쉬우며 작은 병변도 확인할 수 있다는 장점이 있습니다. 유방 MRI 검사가 꼭 필요한 경우는 다음과 같습니다.

- [ ] 유방암 수술 전 범위를 결정하기 위해
- [ ] 항암 치료 도중 그 효과를 판정하기 위해
- [ ] 겨드랑이 림프절 전이가 발견된 유방암 환자의 검진을 위해
- [ ] 유방암 유전자 돌연변이 보인자의 검진을 위해
- [ ] 평생 유방암 위험이 20%가 넘는 여성인 경우
- [ ] 다른 검사에서 유방암이 의심되는 경우
- [ ] 유방에 파라핀 등 보형물을 직접 주사한 경우
- [ ] 유방확대술 후 인공 보형물의 파열 여부를 확인하기 위해

영상 검사 결과 해석 방법

많은 환자가 유방 영상 검사를 받고 나면 혹이 몇 개나 되는지, 크기가 얼마나 되는지를 궁금해합니다. 그러나 중요한 것은 혹의 개수나 크기가 아닙니다. 혹이 수십 개라도 양성종양인 경우가 있고, 혹이 단 하나라도 암일 가능성이 높은 경우가 있으니까요. 따라서 앞으로는 유방 영상 검사 결과를 들을 때 점수가 몇 점이냐고 물어보세요.

유방 영상 검사 결과는 0~6점의 점수로 나타냅니다.

0점 추가 검사를 통해 악성 여부 판단

1점 정상 소견. 앞으로 정기 검진만 받으면 됨

2~3점 6~12개월 간격으로 추적 관찰 필요

4~5점 조직검사 필요

6점 이미 조직검사에서 암으로 진단된 경우

각 점수별 세부 사항

점수	0	1	2	3	4A	4B	4C	5	6
모양	-	정상							-
암 발견 확률	판정 유보	-	-	~2%	3~10%	10~50%	50~95%	~95%	100%
종괴에 대한 진료	추가 검사	추적 관찰	추적 관찰 (원하면 제거 가능)		조직검사 시행				전이 검사
추적 관찰	추가 검사 결과에 따라	1년 마다	1년 마다	6개월 마다 (2년간)	수술 또는 경과 관찰 (6개월)	양성 결과: 수술적 제거 악성 결과: 암 수술			암 수술

검진 3단계: 유방암 확진 위한 조직검사

조직검사는 유방 혹에서 세포나 조직의 일부를 얻어 암세포가 있는지 확인함으로써 유방암을 확진하는 방법입니다. 앞서 시행한 임상 진찰, 유방 X선 촬영 및 유방 초음파 검사 등에서 암으로 의심되는 혹이 발견되면 조직검사를 해야 합니다.

유방 초음파 검사에서 이상 소견이 있는 경우

세침흡입 세포검사 가느다란 주삿바늘을 종양 부위에 찔러 세포를 채취한 다음 슬라이드에 뿌리고 현미경으로 검사하는 방법입니다. 통증이 없어 마취가 필요하지 않으며 비용도 저렴합니다. 적은 양의 세포를 검사하지만 정확도는 매우 높습니다.

총 조직검사 부분 마취 후 초음파를 보면서 주삿바늘을 삽입한 다음 바늘에 달린 칼날을 발사해 조직을 가늘게 떼어냅니다. 이때 '철컥' 하는 소리와 함께 약간의 불편함을 느낄 수 있습니다. 사용하는 바늘이 굵어 출혈이 있지만, 시간이 지나면서 저절로 멈춥니다. 아스피린 등 지혈 기능을 억제하는 약물을 복용 중이라면 닷새 이상 중단하고 검사를 받아야 합니다.

진공보조 유방생검술 병소에 굵은 주삿바늘을 넣고 진공 흡입기를 작동해 바늘 안으로 조직을 끌어들인 다음 미세한 칼을 작동시켜 조직을 떼어내는 방법입니다. 암으로 의심돼 많은 양의 조직이 필요할 때 시행합니다. 진단 결과가 정확하고, 유방을 여러 번 찌르지 않아도 된다는 장점이 있습니다. 국내에서는 맘모톰, 엔코어, 벡스코어 등 여러 제품이 사용되고 있는데, 가장 많이 쓰이는 제품 이름을 따서 통칭 맘모톰이라고도 부릅니다.

유방 X선 촬영에서 석회화가 발견된 경우

유방촬영술 유도하 조직검사 유방 X선 촬영에서만 보이는 미세석회화의 위치를 주삿바늘로 표시한 후 수술적 검사 혹은 진공보조 유방생검술을 하는 방법입니다. 유방 X선 검사를 하면서 철사처럼 휘어지는 주삿바늘을 미세석회화 위치에 삽입하고, 바깥쪽 부위는 테이프로 피부에 고정합니다. 바늘 삽입은 10~15분 정도 소요되며, 끝나면 수술실이나 초음파실로 이동해 조직검사를 시행합니다.

입체정위 심부 생검법 유방 X선 촬영에서 유방암이 의심되는 석회화를 발견한 경우, 입체 X선 촬영기기와 진공보조 유방생검기를 이용해 조직을 채취하는 방법입니다. X선 촬영을 통해 석회화의 정확한 위치를 파악하고, 그에 맞게 유방생검기를 고정해 조직검사를 합니다.

유방암 자가 검진과 정기 검진에 대한 궁금증이 풀리셨나요? 더 궁금한 점이 있으면 [카카오톡 플러스친구 @대림성모병원 행복한 유방센터]로 문의해주세요. 저자가 직접 답변해드립니다.

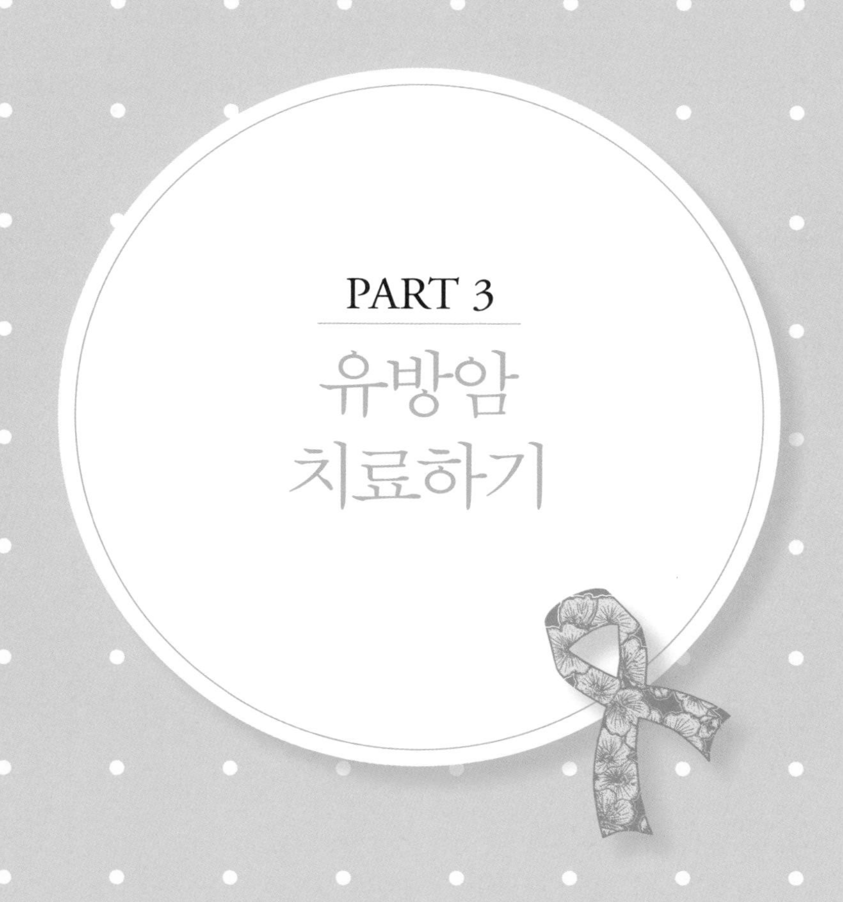

PART 3

유방암 치료하기

본격 치료 전, 이것이 궁금하다

유튜브 강의

유방암으로 확진되면 본격적인 치료에 앞서 몇 가지 검사를 받아야 합니다. 마취와 수술을 견딜 수 있는 상태인지, 유방암이 림프절이나 림프액, 혈액 등을 타고 몸의 다른 기관으로 전이되지는 않았는지 등을 확인하기 위한 검사입니다.

치료 전 미리 받는 검사

혈액검사 / 흉부 X선 촬영

일반 혈액, 간 기능, 신장 기능, 혈액 응고, 종양표지자(종양에 대한 인체 반응으로 생성된 물질. 종양의 존재를 확인하는 데 이용) 등을 전반적으로 검사하기 위해 혈액을 채취합니다.

흉부 X선 촬영은 폐 전이 여부와 마취 전의 폐 상태를 점검하기 위한 검사입니다.

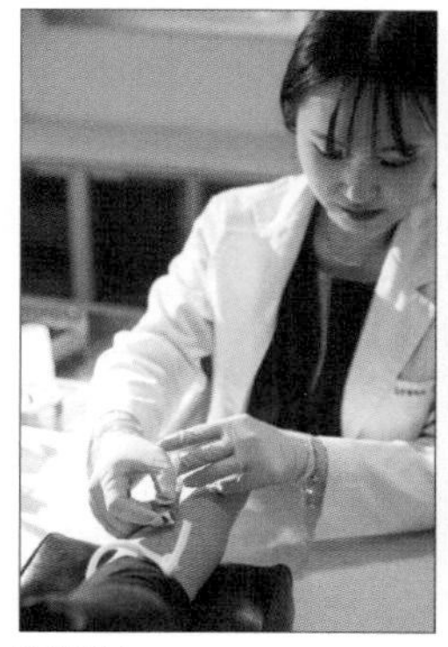
혈액검사

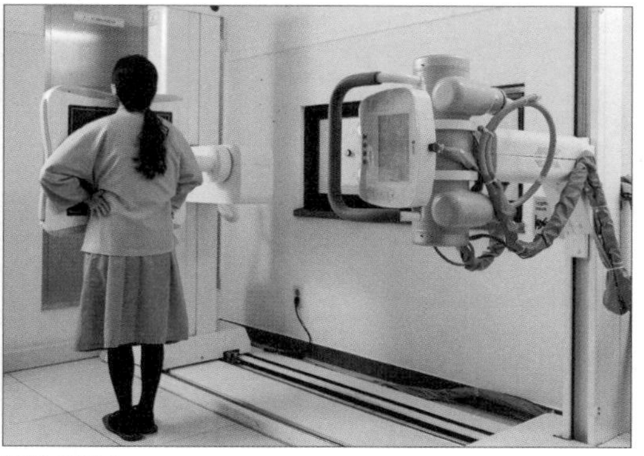
흉부 X선 촬영

유방 X선 촬영 / 유방 초음파 검사

의심되는 부위를 더 정확하게 진단하기 위해 추가로 시행하는 경우가 있습니다.

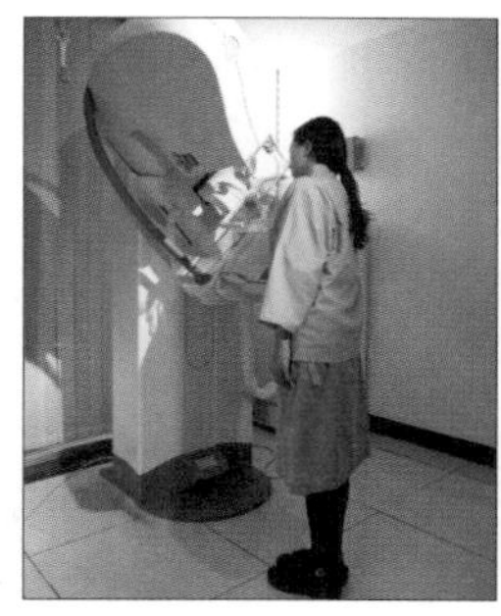
유방 X선 촬영

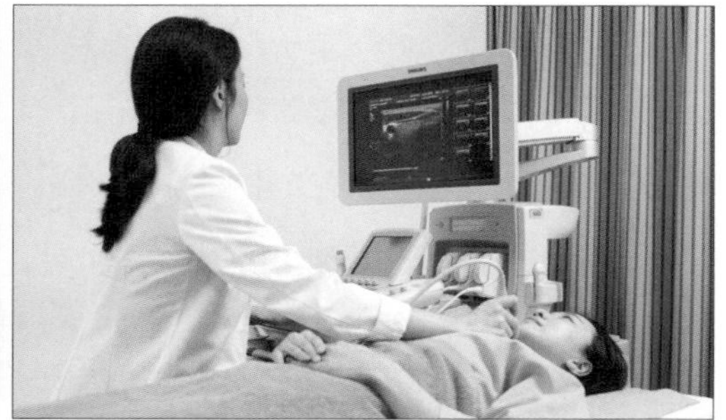
유방 초음파 검사

뼈 스캔

유방암이 뼈에 전이됐는지 확인하기 위한 검사입니다. 전신의 뼈를 볼 수 있을 뿐 아니라 일반 X선 촬영으로는 보이지 않는 작은 전이도 쉽게 확인할 수 있습니다.

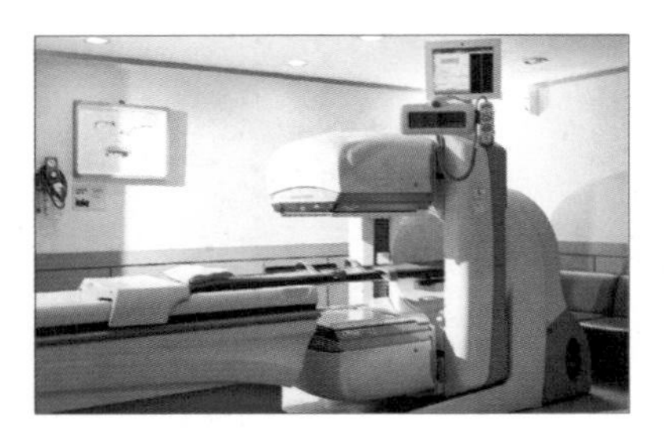

방사선 의약품을 손이나 팔에 주사하고 나서 약품이 뼈조직에 흡수되기까지 3~5시간 정도 기다린 후 검사를 시행합니다. 검사에 소요되는 시간은 10~20분 정도입니다.

CT(컴퓨터단층촬영) 스캔

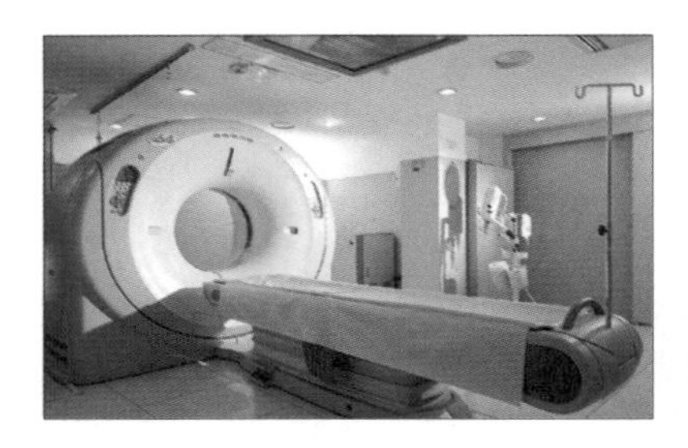

간이나 폐 등 복부와 흉부의 장기로 암세포가 전이됐는지 파악하기 위한 검사입니다. 일반 X선 촬영보다 자세한 영상을 얻을 수 있지만, 조영제를 투여해야 하는 불편함이 있습니다. 조영제 과민반응이 있는 사람은 검사 전 반드시 의료진에게 알려야 합니다. 검사 전 6시간 동안 금식해야 합니다.

유방 MRI(자기공명영상촬영)

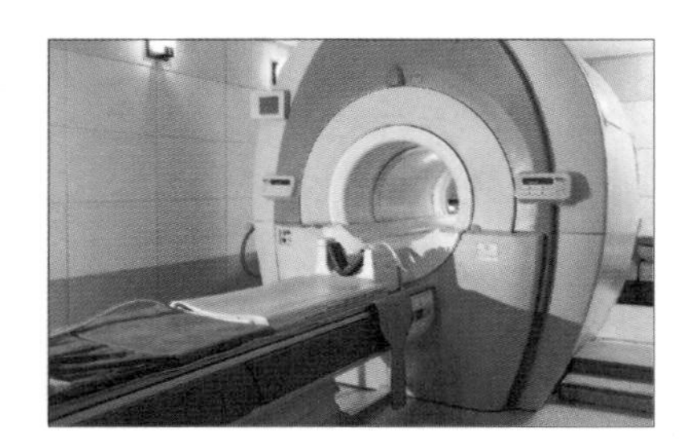

유방암을 진단받은 유방을 포함해 반대쪽 유방이나 다른 위치에 암이 있는지 확인하기 위한 검사입니다. 유방암 병기를 정확하게 판정하고 수술 계획을

세우는 데도 도움이 됩니다.

검사 도중에 조영제를 투여하며, 엎드려 누운 자세를 유지해야 하므로 복통이나 관절염이 있는 환자는 시행하기가 어렵습니다. 검사 소요 시간은 30분 정도입니다.

PET(양전자방출 단층촬영) 스캔

암세포가 전이됐을 가능성이 큰 경우 전이된 장기를 확인하기 위해 시행합니다. CT나 MRI처럼 특정 기관에 대한 자세한 정보를 알기는 어렵지만, 전신을 한눈에 볼 수 있다는 장점이 있습니다.

검사 6시간 전부터 금식하되 물은 충분히 마시는 것이 좋습니다. 방사선 의약품을 손이나 팔에 주사하고 나서 1시간 정도 안정을 취한 다음 누운 자세로 20~30분 정도 검사받습니다.

에스트로겐 · 프로게스테론 수용체 검사

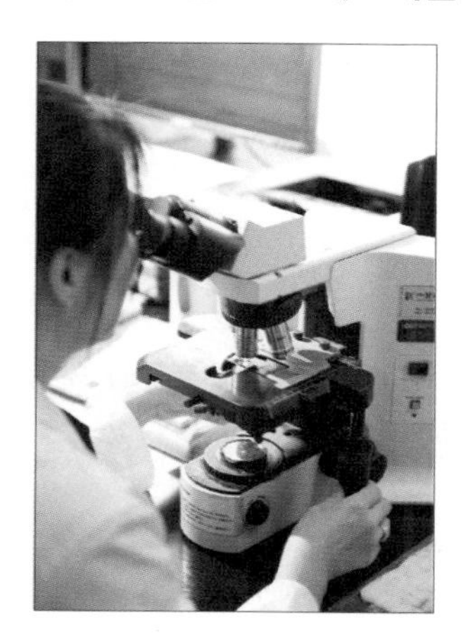

유방암 세포가 에스트로겐과 프로게스테론 수용체를 갖고 있는지 확인하는 검사입니다. 수용체가 있다는 것은 유방암이 여성호르몬의 영향을 받았다는 사실을 의미합니다. 여성호르몬 수용체 양성 유방암은 음성 유방암보다 예후가 좋고 타목시펜(Tamoxifen)을 복용할 수 있습니다. 타목시펜은 암의 재발을 막고,

반대쪽 유방의 유방암 발병 위험을 낮추는 효과가 있는 약물입니다. 폐경 후의 여성은 아로마타제(Aromatase) 억제제를 복용합니다.

조직검사나 수술로 얻은 조직으로 시행하는 검사이므로 혈액검사는 필요하지 않습니다.

HER-2/neu 검사

유방암 세포에서 HER-2 단백질을 과다하게 만드는지 확인하는 검사입니다. HER-2 단백질을 과다하게 만드는 유방암은 예후가 그리 좋지 않지만, 최근에는 표적 치료제 허셉틴(Herceptin)이 개발돼 우수한 치료 효과를 보이고 있습니다.

이 검사 또한 조직검사나 수술로 얻은 조직으로 시행하며 혈액검사는 필요하지 않습니다.

Dr.'s Advice

유방암 치료 전 검사

모든 환자에게 이런 검사가 다 필요한 것은 아닙니다. 일부 검사는 뼈나 간, 폐 이외의 장기에 전이가 의심되는 경우에만 시행하며, 실제로 이런 기관에 전이되는 일은 매우 드뭅니다.

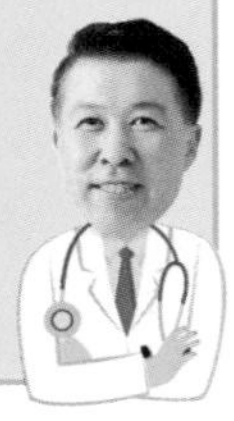

나는 유방암 몇 기일까

유방암 진단을 위해 모든 검사를 시행하고 조직검사까지 마친 후에는 병기 판정을 듣게 됩니다(수술 후 조직검사를 통해 더 정확한 병기 판정이 이뤄집니다). '병기'란 '병의 진행 단계'라는 뜻입니다. 병기 판정은 치료 방법을 선택하는 기준이 된다는 점에서 매우 중요합니다.

유방암 병기를 결정하는 세 요소는 종양 크기, 림프절의 침범 정도, 유방 외 다른 기관으로의 전이 여부입니다. 이를 각각 T병기, N병기, M병기라고 하며 이 세 가지를 종합해 TNM병기라고 합니다.

T(Tumor · 종양): 종양 크기와 침범 정도

T0 종양의 증거가 없음

Tis 유관 상피내암

T1 종양 크기가 2cm 이하

T2 종양 크기가 2cm 초과, 5cm 이하

T3 종양 크기가 5cm 초과

T4 종양 크기와 상관없이 종양이 흉벽이나 유방 피부를 침범한 경우

N(Node · 림프절): 전이된 림프절 개수

N0 림프절 전이가 없음

N1mi 미세한 림프절 전이가 있음

N1 전이된 림프절 개수 1~3개

N2　전이된 림프절 개수 4~9개

N3　전이된 림프절 개수 10개 이상

M(Metastasis · 전이): 다른 장기로의 전이 여부

M0　유방 외 다른 부위로의 전이가 없음

M1　유방 외 다른 부위로의 전이가 있음

이 TNM병기를 종합해 유방암 병기를 0기, 1기, 2기, 3기, 4기로 나누며 다음과 같이 구분할 수 있습니다.

TNM 기준에 따른 유방암 병기

병기		T	N	M
0기		Tis	N0	M0
1기	IA	T1	N0	M0
	IB	T0	N1mi	M0
		T1	N1mi	M0
2기	IIA	T0	N1	M0
		T1	N1	M0
		T2	N0	M0
	IIB	T2	N1	M0
		T3	N0	M0
3기	IIIA	T0	N2	M0
		T1	N2	M0
		T2	N2	M0
		T3	N1	M0
		T3	N2	M0
	IIIB	T4	N0	M0
		T4	N1	M0
		T4	N2	M0
	IIIC	Any T	N3	M0
4기		Any T	Any N	M1

유방암 병기의 구분

병기	종양 크기	림프절 전이 정도
0기	종양 크기와 상관없이	상피내암인 경우
1기	2cm 이하이고	림프절 전이 없음
	2cm 이하이고	미세 전이
2기	2cm 초과, 5cm 이하이고	심하지 않은 림프절 전이
	5cm 초과하고	림프절 전이 없음
3기	종양 크기와 상관없이	림프절 전이 4개 이상
	5cm 초과하고	림프절 전이 있음
	종양이 흉벽, 유방 피부에 침범	
4기	종양 크기와 상관없이	다른 장기로도 전이됨

유방암 병기를 토대로 수술이 가능한지, 가능하다면 유방부분절제술을 할지, 유방전절제술을 할지 결정합니다. 수술 후에는 항암 약물치료, 호르몬 치료, 표적 치료, 방사선 치료 등을 시작합니다.

유방암 병기가 같다고 해서 치료 방법이 똑같지는 않습니다. 병기 외에도 암의 병리학적 성격, 환자의 나이와 전신 상태 등 여러 세부사항을 고려해야 합니다.

유방암 병기에 따라 달라지는 완치율

환자들이 유방암 병기에 관심을 갖는 이유는 그에 따라 생존율이 달라진다는 사실을 잘 알기 때문입니다. 유방암 병기별 5년 생존율은 다음과 같습니다. 5년 생존율이란 유방암 환자 100명이 정상적인 치료를 마치고 5년 후에 살아 있을 확률을 말합니다.

'유방암 병기별 5년 생존율' 표를 보면 병기별로 생존율에 확연한 차이가 있음을 알 수 있습니다. 당연한 이야기지만, 초기 유방암일수록 5년 생존율에서 좋은 결과가 나옵니다. 유방암 치료에서 정기 검진과 조기 발견이 얼마나 중요한지 새삼 깨닫게 하는 결과입니다.

유방암 병기별 5년 생존율

유방암 병기	5년 생존율
0기	98.3%
1기	96.6%
2기	91.8%
3기	75.8%
4기	34%

출처: 유방암백서, 2018

유방암 치료의 기본은 수술이다

유튜브 강의

수술은 유방암 치료의 시작이자 필수입니다. 수술 없이는 항암 약물 치료, 호르몬 치료 등 다른 방법을 다 동원해도 완치를 보장할 수 없기 때문입니다. 유방암 수술은 종양이 있는 유방에 대한 수술과 유방암 전이가 가장 잘 되는 겨드랑이 림프절에 대한 수술로 나눌 수 있습니다. 대개는 이 두 가지를 동시에 진행하지만, 림프절 전이 가능성이 거의 없는 상피내암이나 엽상육종 등은 겨드랑이 림프절 제거술을 하지 않고, 유방절제술만 시행하기도 합니다.

유방 수술, 종양과 유방의 비율로 결정

유방에 대한 수술은 유방을 완전히 절제하는 유방전절제술, 유방을 일부 보존하는 유방보존술로 나뉩니다. 예전에는 암이 발생한 쪽 유방을 완전히 절제하는 유방전절제술이 대부분이었지만, 최근에는 암 조직과 주변의 정상 조직 일부만 절제하는 유방보존술을 많이 시행합니다.

둘 중 어떤 수술을 시행할지는 종양과 유방의 비율로 결정합니다. 즉 유방 크기에 비해 종양 크기가 작으면 유방보존술을 할 수 있지만, 그렇지 않으면 유방전절제술을 해야 합니다.

수술 전 항암 약물 치료, 호르몬 치료, 표적 치료 등을 시행해 종양 크기를 줄인 후 유방보존술을 하는 경우도 있습니다.

유방보존술(유방부분절제술)

유방의 종양과 그 주변의 유방조직을 함께 제거하는 수술입니다. 종양 크기와 위치에 따라 가슴의 절제 면적이 달라지는데, 유두 바로 아래 종양이 있으면 유두와 유륜도 제거해야 할 가능성이 높습니다. 종양이 잘 만져지지 않는 경우에는 수술 전 가느다란 주삿바늘로 종양의 위치를 표시하는 시술을 받을 수도 있습니다.

유방보존술을 시행한 후에는 절제한 조직 가장자리에 종양 세포가 남아 있는지 확인합니다. 종양 세포가 남아 있다면 추가 절제를 하거나 유방전절제술을 시행해야 할 수도 있습니다.

유방보존술 후에는 암의 국소적인 재발을 방지하기 위해 4~6주간 방사선 치료를 받습니다. 수술 부위가 넓어 유방 함몰이 심한 경우에는 형태 보정을 위한 종양성형술을 시행할 수 있습니다. 종양성형술은 절제하고 남은 자신의 유방조직으로 결손 부위를 메우는 수술입니다.

유방전절제술

암이 넓게 분포하거나 다발성일 때 시행합니다. 원래는 유두를 포함한 유방 피부와 피부 밑의 유방조직(지방조직과 유선조직)을 모두 제거하는 수술이지만, 유방전절제술과 유방재건술을 동시에 시행하는 경우 유두나 유방 피부를 보존하는 시술도 가능합니다.

종양 크기가 5cm 이상이거나 겨드랑이 림프절 전이가 심하다면 유방전절제술 후 방사선 치료가 필요할 수도 있습니다.

겨드랑이 림프절 수술, 전이 여부에 따라 결정

유방암은 종양이 림프절로 쉽게 전이되기 때문에 유방절제술을 하면서 겨드랑이 림프절 수술도 동시에 시행하는 경우가 대부분입니다. 겨드랑이 림프절 수술에는 겨드랑이 림프절을 모두 제거하는 겨드랑이 림프절 제거술과 림프절 전이가 있는지 검사하는 감시림프절 생검술이 있습니다. 예전에는 무조건 겨드랑이 림프절 제거술을 시행했지만, 최근에는 감시림프절 생검술을 통해 림프절 전이 여부를 검사한 후 필요한 경우에만 겨드랑이 림프절 제거술을 시행합니다.

감시림프절 생검술

수술 전 촉진이나 초음파 검사를 통해 겨드랑이 림프절 전이 가능성이 낮다고 판단되면 겨드랑이 림프절 제거술 전에 감시림프절 생검술을 시행합니다. 감시림프절이란 암세포가 림프절을 통해 다른 기관으로 옮겨갈 때 첫 번째 길목에 있는 림프절을 말합니다. 이 감시림프절에 암세포가 전이됐는지를 알면 남아 있는 다른 림프절의 전이 여부도 판단할 수 있습니다. 그래서 감시림프절을 일명 '보초림프절'이라고도 부릅니다.

수술 중 감시림프절을 찾아 떼어내 검사하면 30분 이내로 전이 여부를 알 수 있습니다. 이 결과에 따라 겨드랑이 림프절 제거술 여부를 결정합니다. 즉 감시림프절에 전이가 있으면 겨드랑이 림프절을 모두 제거하는 수술을 시행하고, 그렇지 않으면 겨드랑이 림프절 제거술은 하지 않습니다. 최근 연구 결과에 따르면 유방보존술을 시행하는 환자의 암 크기가 2cm 이하이고, 전이된 감시림프절 개수가 2개 이하이면 겨드랑이 림프절 제거술을 시행하지 않아도 된다고 합니다.

감시림프절 생검술을 시행하면 불필요한 겨드랑이 림프절 제거술을 피할 수 있어 수술 합병증도 줄일 수 있다는 장점이 있습니다. 드물게 수술 후 최종 조직검사 결과에서 림프절 전이가 확인되기도 합니다.

겨드랑이 림프절 제거술

수술 전 조직검사를 통해 겨드랑이 림프절에 암 전이가 됐다고 확인되면 겨드랑이 림프절을 모두 제거하는 겨드랑이 림프절 제거술을 시행합니다. 수술 전 검사에서 유방암이 상당히 진행됐거나 겨드랑이 림프절 전이 위험이 높다는 결과가 확인된 경우 감시림프절 생검술을 생략하고 곧바로 겨드랑이 림프절 제거술을 하기도 합니다.

겨드랑이는 팔과 흉벽으로 내려가는 혈관과 신경이 지나가는 위치라서 수술 후 합병증이 생기기 쉽습니다. 수술 환자의 10~20%에게서 팔 부종과 감각 이상 등의 합병증이 발생하는데, 수술 후 얼마나 잘 관리하느냐에 따라 예후가 달라집니다.

수술 후 부작용 줄이는 관리 요령

수술 당일

수술이 끝나면 의식이 들 때까지 30분에서 1시간 정도 회복실에 머뭅니다. 구토나 메스꺼운 증상이 없으면 수술한 지 4시간 후부터 물이나 음료 등을 마실 수 있고 식사는 수술 당일 저녁부터 가능합니다.

화장실 출입 등 가벼운 활동은 가능하지만, 마취가 덜 깨 울렁거림이나 어지럼증이 있을 수 있으니 이동 시에는 보호자와 함께하세요.

수술한 쪽 팔은 편한 위치에 두되, 낮은 베개나 수건을 받쳐두면 좋습니다. 수술 당일엔 수술한 쪽 팔을 많이 움직이지 마세요.

심호흡을 깊게 하면 전신마취로 발생하는 폐 합병증을 예방할 수 있습니다.

배액관 관리

수술 부위에 출혈이 생기거나 림프액이 고이지 않도록 배액관을 삽입하는 경우가 있습니다. 처음에는 피가 나오다가 점차 맑은 액체로 바뀌는데 그 양이 20~30cc 이하가 될 때까지 배액관을 몸에 달고 있어야 합니다. 이렇게 되기까지 길게는 5~10일이 걸리므로 입원 기간이 길어질 수도 있습니다.

배액관을 달고 있는 동안에는 샤워를 해서는 안 됩니다. 샤워는 배액관을 제거하고 이틀 후부터 가능합니다.

상처 관리

수술한 지 이틀 후에 상처를 확인합니다. 상처를 소독할 필요는 없지만, 배액관 주변 피부는 2~3일에 한 번 소독합니다. 퇴원 후 상처 부위에 부종이나 열감, 통증 등이 생기면 즉시 병원을 방문하세요.

대개는 체내 흡수되는 실로 수술 상처를 봉합하므로 실밥을 뽑을 필요가 없지만, 경우에 따라 실밥을 뽑으러 외래를 방문해야 할 수도 있습니다.

수술 부위 상처가 아무는 데는 4~6주 정도가 걸립니다. 수술 후 3개월 정도가 지나면 딱딱했던 수술 부위가 서서히 부드러워집니다. 수술 후 1~2주 동안은 겨드랑이와 유방을 절제한 부위, 가슴 옆 부분, 팔 안쪽 등에 통증이 심하지만 점차 줄어듭니다.

수술 후 조직검사 확인과 향후 치료 방향 상담

수술한 지 7일 후 조직검사 결과가 나옵니다. 이때 종양 크기, 겨드랑이 림프절 전이 여부와 정도, 호르몬 수용체 유무 등을 바탕으로 유방암 병기를 판정합니다.

병기에 따라 항암 약물 치료, 방사선 치료, 호르몬 치료, 표적 치료 등 구체적인 치료 방법을 결정합니다.

유방암 수술 후 운동

수술한 지 2~3일 후부터 팔운동을 시작합니다. 처음에는 팔을 앞과 옆으로 들어올리되 무리하지 말고 가능한 정도까지만 합니다. 팔운동과 함께 고개를 좌우로 돌리거나 양쪽 어깨를 으쓱으쓱 올렸다 내렸다 하는 동작을 하면 좋습니다. 수술 부위 상처가 어느 정도 회복되고 나서 1~2주 후부터는 팔을 90도 이상 움직이는 운동을 합니다.

봉합사와 배액관을 제거한 후에는 본격적인 상지 기능 장애 재활운동을 실시합니다(자세한 내용은 151쪽을 참고하세요).

유방암 수술에 따른 부작용

유방암 수술의 대표적인 부작용은 상지 기능 장애로 생기는 림프부종인데, 대개는 운동과 관리로 충분히 예방할 수 있고 효과적인 치료 방법도 있습니다. 이 밖에도 여러 부작용이 있을 수 있지만 대개는 심각하거나 위험하지 않습니다.

림프부종 겨드랑이 림프절 제거술을 받은 환자의 20%가 림프액 흐름 장애로 팔이 붓는 부작용을 경험합니다. 림프액이 오랫동안 빠져나가지 못하고 조직에 머물면 염증 반응을 통해 섬유화가 일어나 팔이 딱딱해지기도 합니다(림프부종을 예방하고 관리하는 방법은 158쪽을 참고하세요).

출혈 유방은 혈관이 많이 분포된 조직이라 출혈이 생길 수 있지만, 수혈이 필요할 정도로 심하지는 않습니다. 수술 후 출혈이 생기는 경우 가슴 부위를 압박붕대로 압박합니다. 출혈 가능성이 있는 환자는 출혈 예방을 위해 미리 압박붕대를 감기도 합니다.

액체 고임 및 농양 유방조직을 제거한 빈 공간에 조직액과 림프액 등이 차는 경우가 있습니다. 소량이면 저절로 흡수돼 별문제 없지만, 양이 많으면 배액관을 삽입해 고이지 않도록 해야 합니다. 고여 있는 액체에 균이 자라 농양이 형성되기도 하는데, 이때는 절개해 고름을 배출하고 항생제로 치료합니다.

감각 이상 겨드랑이 림프절 제거술을 한 경우 신경 손상으로 팔 위쪽에 이상 감각이나 둔한 감각이 나타날 수 있습니다. 신경 손상이 없어도 수술 부위의 감각이 둔하게 느껴지는 경우가 빈번합니다. 수술 부위의 통증은 1~2주가량 심하다가 점차 줄어드는데, 수개월 동안 지속될 수도 있습니다.

모유 수유 장애 수술 부위가 유두나 유륜 주위인 경우 유관 손상이 발생해 모유 수유에 장애가 생길 수도 있습니다. 하지만 임신, 출산을 거쳐 실제로 수유를 하기 전까지는 장애 유무를 판단하기 어렵습니다.

방사선 치료, 두려워하지 마라

유튜브 강의

유방암 수술을 한 다음에는 재발을 막기 위해 보조 치료를 받습니다. 경우에 따라 수술 전에 보조 치료를 먼저 시행해 종양 크기를 줄이거나 유방암 병기를 낮추기도 합니다.

유방암의 보조 치료에는 방사선 치료, 항암 약물 치료, 호르몬 치료, 표적 치료 등이 있습니다. 암세포를 끈질긴 잡초라고 하면 수술은 손으로 잡초 뽑아내기, 방사선 치료는 번개에 비유할 수 있습니다. 번개가 좁은 부위의 잡초를 뿌리째 태워버리는 것처럼 방사선 치료는 고에너지 방사선을 유방에 쬐어 암세포를 국소적으로 태워 죽입니다.

통증과 부작용 거의 없는 안전한 치료법

방사선은 세포 분열과 성장에 관여하는 DNA를 손상시켜 세포 분열을 억제하는 기능을 합니다. 방사선의 이런 특성을 이용해 유방절제술 후 혹시 남아 있을지도 모르는 암세포를 박멸하는 것이 바로 방사선 치료입니다.

방사선은 무조건 인체에 해로울 거라는 인식이 있지만, 의료 목적으로 목표 부위에만 일정량을 쬐면 다른 장기나 조직에 손상을 주거나 몸에 잔존하지 않습니다. 방사선 치료는 통증, 후유증, 부작용이 거의 없는 매우 안전한 치료법이므로 안심해도 됩니다.

방사선 치료가 필요한 환자는 다음과 같습니다.

특히 유방보존술을 시행한 환자는 남아 있는 유방 부위에 암이 재발할 가능성을 무시할 수 없기 때문에 반드시 방사선 치료를 받아야 합니다. 유방전절제술을 받았더라도 종양 크기가 5cm 이상인 경우 전이된 겨드랑이 림프절 개수가 4개 이상일 때, 절단면에 암이 남아 있는 경우에도 반드시 방사선 치료를 받아야 합니다. 유방전절제술 후 방사선 치료를 받으면 암의 재발 위험과 사망률을 감소시키는 효

Dr.'s Advice

안전한 방사선 치료

'방사선'이라는 단어 자체에 거부감이나 두려움을 느끼는 환자가 많습니다. 의료 목적으로 쬐는 방사선은 안전하다고 말씀드려도 마음을 못 놓는 분이 종종 있지요. 심지어 방사선 치료를 받으면 격리가 필요하지 않느냐고 묻기도 합니다. 방사선 치료는 타인에게 전혀 위험하지 않고 방사선이 몸에 남지도 않습니다. 방사선 치료가 꼭 필요한데도 근거 없는 두려움으로 치료를 거부하는 일은 없길 바랍니다.

과가 있습니다.

이 외에도 전신 상태가 안 좋아 수술이 어려운 환자, 암이 심하게 진행돼 수술이 불가능한 환자에게 수술 대신 방사선 치료를 권하는 경우도 있습니다. 암이 뼈, 폐, 뇌 등 장기에 전이된 경우 방사선 치료를 통해 통증을 완화하고 장애를 예방할 수 있습니다.

방사선 치료의 방법과 부작용

방사선 치료는 수술한 지 4~6주 후 수술 부위 상처가 아물면 시작합니다. 항암 약물 치료와 방사선 치료 모두가 필요한 경우에는 대개 항암 약물 치료를 먼저 하고, 3주간의 휴식기를 가진 후 방사선 치료를 받습니다.

주 5회(월~금요일) 통원 치료를 받으며, 한 번 치료할 때마다 5~15분 정도 소요됩니다. 전체 치료 기간은 5~7주입니다. 방사선 치료를 유방 전체에 받느냐, 국소 부위에 받느냐에 따라 한 번에 조사하는 양과 치료 기간이 달라집니다. 최근에는 한 번에 많은 양의 방사선을 조사해 치료 기간을 3주 이내로 줄이는 병원도 있습니다. 방사선 치료를 받을 때 통증은 없습니다.

방사선 치료에 따른 부작용은 다음과 같습니다.

피부 자극 방사선 치료의 대표적인 부작용은 피부 자극입니다. 환자의 방사선 민감도에 따라 다르지만, 방사선 조사 부위에 피부 홍조,

가려움, 따끔거리는 증상 등이 나타날 수 있습니다. 드물게는 물집이 생기거나 피부가 벗겨지는 경우도 있습니다.

이런 부작용은 치료가 끝나고 2~3개월 지나면 서서히 사라지니 걱정하지 않아도 됩니다. 피부 증상이 심하면 담당 의사와 상의해 연고를 처방받을 수 있습니다.

방사선 치료 부위는 예민하므로 온찜질이나 냉찜질, 뜨거운 물로 목욕하기, 때 밀기, 직사광선 쬐기 등을 피하세요. 또한 땀이 잘 배출되지 않을 수도 있으니 사우나나 찜질방 이용도 삼가는 것이 좋습니다.

전신 피로감 전신 피로감을 호소하는 환자도 간혹 있습니다. 그러나 일상생활이 곤란할 정도로 피로감이 심하진 않습니다. 균형 잡힌 식사를 하고 휴식을 충분히 취하세요.

식도염 식도염 증세가 나타날 수도 있지만, 따로 치료를 받지 않아도 2주 이내에 나아집니다. 자극적인 음식이나 뜨거운 음식은 피하는 것이 좋습니다.

방사선 폐렴 폐 내부가 방사선에 노출돼 세균 감염과 무관하게 폐렴이 생길 수도 있습니다. 일반 폐렴과 비슷하게 호흡 곤란, 마른기침, 감기 등의 증상이 나타납니다. 경우에 따라 스테로이드 치료가 필요할 수도 있습니다.

항암 약물 치료, 피하지 마라

유튜브 강의

방사선 치료와 달리 항암 약물 치료, 호르몬 치료, 표적 치료 등은 약물을 통해 전신에 작용합니다. 암세포를 잡초에 비유하면 이들 전신 치료는 밭 전체에 제초제를 뿌리는 것과 같지요. 이러한 전신 치료의 대표적인 방법이 바로 항암 약물 치료입니다.

부작용은 있어도 재발 방지에 효과적인 치료법

항암 약물 치료는 약물을 이용해 암세포를 죽이거나 성장을 억제하는 것입니다. 유방절제술 후에도 미세하게 남아 있을 암세포를 제거해 암 재발을 방지하고 생존율을 높이고자 시행합니다. 경우에 따라 종양 크기를 줄이거나 유방암 병기를 낮추기 위해 수술 전에 항암 약물 치료를 먼저 시행하기도 합니다. 다른 장기에 암이 전이됐거나 수술 후 암이 재발한 경우에도 항암 약물 치료가 필요합니다.

항암 약물은 암세포뿐 아니라 정상 세포에까지 영향을 미치기 때문에 정상 세포가 회복되는 시간을 고려해 대개 3~4주 간격으로 시행합니다. 총 치료 기간은 3~6개월입니다. 대부분 입원하지 않고 통원 치료합니다.

손등이나 팔 정맥에 주삿바늘을 삽입해 약물을 투여하는데 항암제 종류에 따라 몇 분 만에 투여가 끝나기도 하고, 몇 시간이 걸리기도 합니다. 혈관이 좋지 않은 환자는 케모포트(Chemoport)라는 기구를 삽입하면 손쉽게 항암 약물 치료를 받을 수 있습니다.

항암 약물 치료는 수술 전 선행 항암 약물 치료와 수술 후 보조 항암 약물 치료로 나눌 수 있습니다. 두 치료 방법은 시기만 다를 뿐 치료 방법과 기간, 생존율에는 큰 차이가 없습니다.

수술 전 선행 항암 약물 치료

항암 약물 치료를 수술 전에 시행하기도 합니다. 진단 당시 수술이 불가능한 경우라도 선행 항암 약물 치료를 통해 암 크기가 줄어들면 수술 가능성이 높아집니다.

암 크기가 5cm 이상이거나 림프절 전이가 광범위하게 진행됐을 때도 수술 전 선행 항암 약물 치료를 시행합니다. 선행 항암 약물 치료를 통해 암세포 크기를 줄이거나 유방암 병기를 낮추면 유방전절제술을 받아야 하는 환자가 유방보존술을 받을 수 있게 되기도 합니다.

또한 수술 전 선행 항암 약물 치료를 통해 환자에게 잘 반응하는 항암제를 확인하면 수술 후 사용할 항암제 선택에도 도움이 됩니다. 수술 전 선행 항암 약물 치료를 받는 경우 수술은 마지막 항암 약물 치료를 마치고 약 3주 후에 시행합니다.

수술 후 보조 항암 약물 치료

수술 후 혹시 남아 있을 미세 전이 암세포를 제거해 재발률을 낮추고 생존율은 높이기 위해 시행합니다.

수술 후 보조 항암 약물 치료가 필요할지는 여러 요소를 고려해 결정합니다. 예전에는 암 크기가 1cm 이상이거나 림프절 전이가 있으면 무조건 항암 약물 치료를 권했지만, 요즘은 환자의 나이, 암 크기, 림프절 전이 여부, 암의 생김새, 호르몬 수용체 양성 여부, HER-2 양성 여부, 분열 속도 등 많은 요소를 고려합니다(호르몬 수용체에 대해서는 94쪽, HER-2 유전자에 대해서는 101쪽을 참고하세요). 최근 호르몬 수용체 양성 유방암에 대해서는 온코타이프디엑스(OncotypeDX) 검사나

Dr.'s Advice

유방암에 매우 효과적인 항암 약물 치료

우리가 미디어를 통해 접하는 암 환자 모습은 어떤가요? 머리카락이 빠지고 구토하는 등 매우 괴로워하는 모습이 대부분입니다. 이런 부작용을 직간접적으로 많이 접해서인지 항암 약물 치료에 부담을 느끼는 환자가 꽤 많습니다. 그러나 항암 약물 치료는 유방암에 매우 효과적인 방법입니다. 재발 위험이 높거나 다른 장기에 암이 전이된 환자도 적극적으로 항암 약물 치료를 받으면 좋은 결과를 얻을 수 있습니다.

맘마프린트(MammaPrint) 검사로 항암 약물 치료가 필요한지 여부를 비교적 정확히 알아낼 수 있습니다. 수술 후 보조 항암 약물 치료는 수술하고 4주 이내에 환자 상태를 고려해 시행합니다.

항암 약물 치료의 종류

유방암 치료에 쓰이는 항암제의 종류는 매우 다양합니다. 하나의 항암제를 단독으로 사용하기도 하지만, 두세 가지 항암제를 함께 사용하는 복합 항암 화학 요법이 치료 효과가 높아 더 많이 쓰이고 있습니다. 복합 항암 화학 요법에는 두세 가지 항암제를 한 번에 사용하는 방법과 하나씩 순서대로 사용하는 방법이 있습니다. 유방암 치료에 흔히 쓰이는 항암제는 다음과 같습니다.

Dr.'s Advice

온코타이프디엑스·맘마프린트 검사란?

유방암 조직의 유전자를 분석해 재발 위험을 예측하는 검사입니다. 수술로 떼어낸 조직을 이용해 유전자 패턴을 분석하는데, 향후 10년간 전이 및 재발 위험과 항암 약물 치료의 효과를 비교적 정확하게 예측할 수 있습니다. 특히 호르몬 수용체 양성의 조기 유방암 환자들이 주요 대상입니다. 단, 아직까지는 건강보험 급여 대상이 아니라서 비용 부담이 크다는 단점이 있습니다.

아드리아마이신

흔히 '빨간 약'이라고 부르는 항암제가 바로 아드리아마이신(Adriamycin)입니다. 유방암뿐 아니라 여러 암 치료에 두루 쓰이지요. 오심과 구토가 심해 일부 환자는 아드리아마이신 투여 후 빨간 지갑만 봐도 울렁거린다고 할 정도였습니다. 그러나 최근에는 구토 억제제가 다양하게 출시돼 예전처럼 부작용이 심하지 않습니다. 초기 유방암 환자에게도 투여할 수 있습니다.

사이클로포스파마이드(Cyclophosphamide)

아드리아마이신과 더불어 가장 많이 사용하는 약제입니다. 아드리아마이신보다는 덜하지만 오심과 구토 등의 부작용이 있을 수 있습니다. 아드리아마이신 또는 도세탁셀(Docetaxel)과 병합해 주사제로 사용하는 경우가 많고 5-FU 주사제, MTX 주사제와 병합해 먹는 약으로 쓰이기도 합니다.

도세탁셀과 파클리탁셀

림프절 전이가 있거나 암 크기가 1cm 이상이면 도세탁셀이나 파클리탁셀(Paclitaxel) 같은 탁산 계열 약제를 추가해 쓰기도 합니다. 탁산 계열 약제는 AC 요법(아드리아마이신+사이클로포스파마이드) 후 단독으로 사용하거나 사이클로포스파마이드와 함께 사용합니다. 다른 약제보다 투여 시간이 긴 편인데, 투여하는 동안 약물 과민 반응이 일어날 수 있으므로 주의해서 경과를 살펴야 합니다.

항암 약물 치료에 따른 부작용

암 환자들이 가장 두려워하는 치료가 바로 항암 약물 치료입니다. 부작용이 많기 때문이지요. 항암 약물 치료는 왜 부작용이 생기는 것일까요. 암세포는 정상 세포보다 성장 속도가 빠른 편입니다. 항암제는 암세포를 포함한, 성장 속도가 빠른 모든 세포를 공격하는데, 공교롭게도 정상 세포 일부도 암세포처럼 성장 속도가 빠릅니다. 골수에서 혈액을 만들어내는 세포나 모낭세포, 구강 점막세포, 위 점막세포, 생식기에 있는 세포 등이 여기에 해당합니다. 항암제가 이러한 정상 세포와 암세포를 함께 공격하는 바람에 백혈구나 혈소판 수치가 떨어지고 머리카락이 빠지는 등 각종 부작용이 생기는 것입니다.

부작용 정도는 약물 종류나 용량, 개인차에 따라 천차만별입니다. 하지만 부작용 대부분은 수 주일 이내로 호전됩니다. 일상생활이 어려울 정도로 부작용이 심한데도 '항암 치료가 으레 그러려니' 하고 참는 환자도 있는데, 그럴 필요는 없습니다. 부작용에 대처하거나 부작용을 완화하기 위해 의사와 상담해 항암제를 조절하거나 약제를 처방받을 수 있습니다.

골수 기능 저하와 감염

항암제는 혈액을 만드는 골수에 작용해 백혈구, 적혈구, 혈소판 수치를 감소시킵니다. 이렇게 면역 기능을 담당하는 백혈구 수치가 감소하면 세균 저항력이 떨어져 감염에 취약해질 수 있습니다.

특히 항암제 투여 후 2주가 지나면 백혈구 수치가 가장 많이 떨어지므로 감염에 주의해야 합니다. 몸을 늘 청결하게 유지하고, 상처가 나지 않게 조심하세요. 사람이 많은 장소는 가급적 피하고, 외출할 때는 마스크를 착용하는 것이 좋습니다. 항암 약물 치료를 받는 도중에 고열이나 오한 등의 증세가 나타나면 곧바로 병원에 가야 합니다.

구토와 메스꺼움

구토와 메스꺼움은 항암 약물 치료 기간에 매우 흔하게 나타나는 부작용입니다. 항암제 투여 2~3일 후에 증세가 가장 심하다가 일주일 이내로 나아집니다. 음식을 소량씩 자주 섭취하고, 식사 도중에 물을 덜 마시면 구토 증세 완화에 도움이 됩니다.

피로·빈혈·출혈

항암제는 골수에 영향을 미쳐 적혈구 및 혈소판 생성을 감소시킵니다. 우리 몸에 적혈구가 너무 적으면 신체활동에 필요한 산소를 충분히 공급받지 못해 숨이 차거나 피로와 현기증을 느끼는 등 빈혈 증

Dr.'s Advice

항암 약물 치료 중 메스꺼움이 심해 식사를 못 하겠다면?

항암 약물 치료 당일은 과식을 피하고 물을 충분히 드세요. 식사는 조금씩 나눠서 하고 음식 냄새가 역하게 느껴질 때는 음식을 차게 해서 먹으면 도움이 됩니다.

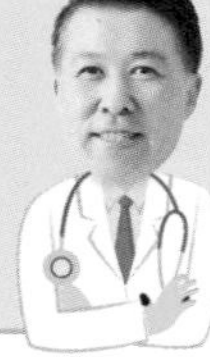

세가 나타납니다. 또 혈소판 수가 너무 적으면 지혈 작용을 제대로 하지 못해 작은 상처에도 쉽게 멍이 들거나 피부에 반점이 생기고, 잇몸 또는 코에서 나는 피가 잘 멈추지 않습니다. 이런 증상이 있으면 의료진에게 알려 적절한 검사와 치료를 받도록 합니다.

탈모증

탈모증은 유방암 약제 대부분에서 나타나는 대표적인 부작용입니다. 항암 약물 치료를 시행한 지 2주 후부터 머리카락이 빠지기 시작하지만, 치료가 끝나고 2~3개월 후에는 다시 자랍니다. 이때 새로 나는 머리카락은 굵기나 색깔, 질감 등이 이전과 다를 수도 있습니다. 대개는 두 번째 항암 약물 치료를 시작하기 전에 머리를 자르거나 가발을 착용합니다.

구내염

일부 항암제는 입 점막을 헐게 하거나 염증을 일으킬 수 있습니다. 통증이 심할 때는 맵거나 자극적인 음식을 피하고, 양치질이나 가글을 해 구강을 청결하게 유지하는 것이 좋습니다. 염증이 심해지면 감염으로 이어져 열이 나기도 합니다.

설사

설사가 계속돼 어지럽거나 입안이 마르고 탈수 증상이 나타날 때, 발열이 동반될 때는 즉시 내원하세요.

변비

항암 약물 치료 도중에 변비로 고생하는 환자도 많습니다. 항암 약물이나 진통제 부작용일 수도 있고, 식사량과 활동량이 줄어서일 수도 있습니다. 증상이 심하지 않으면 변비약을 처방받아 복용해도 되지만, 변비약 복용 후에도 복통이 있거나 변비가 심해지면 병원 진료를 받는 것이 좋습니다. 변비가 심하다고 의사 처방 없이 함부로 관장을 해서는 안 됩니다. 백혈구 수치가 떨어진 시기에는 관장이 심각한 감염을 유발할 수 있습니다.

일상생활에서 변비 증세를 완화하려면 과일, 채소, 현미, 견과류 등을 충분히 먹는 것이 좋습니다. 수분을 섭취하는 것도 도움이 됩니다. 규칙적인 활동과 운동도 중요합니다. 단, 운동은 몸에 무리가 가지 않는 선에서 합니다.

손발 저림이나 감각 이상

탁산 계열의 항암제가 신체에 누적되면 말초신경세포를 손상시켜 손발에 이상 증세를 일으킬 수 있습니다. 쥐가 난 것처럼 저리거나 감각이 둔해지고, 심하면 근력이 떨어지거나 물건을 집고 단추를 잠그는 일 등에 어려움을 느끼기도 합니다.

이런 증상이 완전히 회복되려면 항암 약물 치료가 끝나고 6~24개월 정도 걸리며, 일부 환자는 증상이 더 오래 지속되기도 합니다. 일상생활에 지장이 있을 정도로 증상이 심하면 약물로 증상을 경감시킬 수 있습니다.

성생활 관련 영향

항암 약물이 난소를 손상시키거나 여성호르몬 생성을 감소시켜 생리 주기가 불규칙해지거나 폐경이 되는 경우가 있습니다. 이 때문에 폐경 증상이 나타나거나 생식기가 가렵고 따가운 느낌이 들 수 있습니다. 증세가 심하면 담당 의사와 상의해 적절한 치료를 받으세요.

항암 약물 치료를 받는 동안 임신이 불가능한 것은 아니지만, 항암 약물이 태아에게 해로울 수 있으므로 피임하는 것이 좋습니다. 때로는 항암 약물의 영향으로 일시적 또는 영구적 불임이 되기도 합니다.

따라서 자녀 계획이 있는 환자는 항암 약물 치료 여부를 결정할 때 반드시 담당의사와 상의해야 합니다. 경우에 따라 난소 보존을 위한 주사제를 투여받거나 난자 냉동 보관 등을 할 수 있습니다.

골다공증

항암 약물 치료나 호르몬 치료의 부작용으로 골다공증이 생길 수도 있습니다. 특히 항암 약물 치료로 생리가 일시적으로 중단된 경우 에스트로겐 부족으로 골다공증이 발생할 위험이 높아집니다. 골다공증은 한번 진행되면 완치하기 어려우므로 예방과 조기 치료가 무엇보다 중요합니다. 따라서 항암 약물 치료를 받는 경우 골다공증 예방을 위해 정기 검사를 받고, 필요하면 전문의 처방에 따라 치료제를 복용해야 합니다.

평소 생활습관도 골다공증에 영향을 미칩니다. 짠 음식, 커피, 탄산음료, 흡연, 음주 등을 피하고 꾸준히 운동하세요. 맨손체조, 걷기, 조깅, 가벼운 근력운동 등 체중을 이용한 체중 부하 운동을 일주일에 5회, 한 번에 50분 이상 할 것을 권장합니다.

심장 관련 합병증

항암 약물 치료에 흔히 사용하는 아드리아마이신 등의 안트라사이클린(Anthracycline) 약제가 심근병증이나 만성심부전 등을 유발할 가능성이 있습니다. 그러나 심각한 심장 합병증이 발생하는 경우는 드뭅니다.

안트라사이클린으로 항암 약물 치료를 받은 후 표적 치료제 허셉틴을 사용하면 심장 관련 합병증이 생길 위험이 더 높아집니다. 과거 심장 질환이나 고혈압을 앓았거나 만 65세 이상인 환자는 주의할 필요가 있습니다.

이런 증상이 있을 땐 곧바로 병원으로!

항암 약물 치료를 받는 도중에 다음과 같은 증상이 나타나면 해열제나 진통제 등 어떠한 약물도 복용하지 말고, 곧바로 외래나 응급실을 방문하세요.

- [ ] 38.0도 이상 고열이 1시간 이상 지속되거나 오한이 심할 때
- [ ] 출혈(코피, 혈변, 혈뇨, 토혈, 각혈 등)이 멈추지 않을 때
- [ ] 숨이 차고, 숨을 들이마시고 내쉬기가 힘들 때
- [ ] 구토가 심하고 탈수 증상이 있을 때

부작용 적은 호르몬 치료

유튜브 강의

호르몬 치료는 항암 약물 치료와 달리 고통이 덜하고 부작용이 적어 최근 각광받는 보조 요법입니다. 호르몬 수용체 양성 유방암 환자를 대상으로 합니다.

호르몬 수용체 양성 환자에게 효과

유방암 세포는 호르몬 수용체가 있는 암과 호르몬 수용체가 없는 암으로 나뉩니다. 호르몬 수용체란 유방암 세포 안에서 여성호르몬과 결합하는 부분을 가리킵니다. 호르몬 수용체가 있는 암은 '호르몬 수용체 양성', 호르몬 수용체가 없는 암은 '호르몬 수용체 음성'이라고 합니다.

호르몬 수용체 양성 유방암은 유방암 세포 안에 호르몬 수용체가 있다는 것이고, 이는 여성호르몬인 에스트로겐이나 프로게스테론에

의해 증식이 촉진되는 암세포라는 뜻입니다. 난소에서 분비한 에스트로겐이나 프로게스테론이 유방암 세포 안의 호르몬 수용체에 달라붙어 암세포를 계속 성장시키라는 신호를 보내고, 그 결과 유방암 세포가 자라는 것입니다. 전체 유방암의 70% 정도가 호르몬 수용체 양성 유방암입니다.

유방암 호르몬 치료는 에스트로겐의 작용을 막아 결과적으로 암세포가 성장하지 못하게 하는 요법입니다. 따라서 호르몬 수용체 양성 유방암 환자에게만 호르몬 치료가 효과적입니다. 특히 유방암 1기 환자나 폐경 후 유방암에 걸린 환자가 호르몬 수용체 양성인 경우 호르몬 치료의 효과가 매우 좋습니다.

항암 약물 치료와 달리 탈모나 메스꺼움 등의 부작용이 거의 없다는 점도 호르몬 치료의 큰 장점입니다.

호르몬 치료의 종류와 부작용

호르몬 치료에는 두 가지 방법이 쓰입니다. 여성호르몬이 호르몬 수용체와 결합하지 못하게 막는 방법(타목시펜)과 여성호르몬 생성을 근본적으로 차단하는 방법입니다. 여성호르몬 생성을 차단하는 방법은 폐경 여부에 따라 난소 기능을 억제하는 방법(난소 기능 억제제)과 부신수질에서 여성호르몬을 만들지 못하게 하는 방법(아로마타제 억제제)으로 나눌 수 있습니다.

타목시펜

타목시펜은 호르몬 치료에 가장 많이 사용되는 경구용 약제입니다. 에스트로겐보다 먼저 호르몬 수용체와 결합함으로써 에스트로겐이 미처 암세포에 달라붙지 못해 성장 신호를 보내지 못하도록 합니다. 상품명은 놀바덱스(Nolvadex), 타모플렉스(Tamoplex), 타목센(Tamoxen) 등입니다.

효과 타목시펜은 폐경 유무, 나이, 림프절 전이 여부와 관계없이 호르몬 수용체 양성 유방암 환자 모두에게 효과가 있습니다. 호르몬 수용체 양성 유방암 환자가 타목시펜을 복용하면 반대쪽 유방에 새로운 유방암이 발병할 위험은 50% 감소, 유방암 사망률은 30% 감소, 유방 보존술 후 남은 유방 내에 암이 재발할 위험은 60% 감소 등의 효과를 기대할 수 있습니다. 이뿐만 아니라 폐경 전후 여성의 골밀도 증가에도 도움이 됩니다.

한눈에 보는 호르몬 치료의 종류와 특징

분류	호르몬 수용체 조절제	난소 억제 주사제	아로마타제 억제제
종류	타목시펜	고세렐린	아나스트로졸 레트로졸 엑스메스테인
대상	폐경 전후 여성	폐경 전 여성	폐경 후 여성
효능	에스트로겐 수용체와 결합해 유방암 세포로의 에스트로겐 작용 억제	난소 기능을 억제해 에스트로겐 수치 낮춤	폐경 후 피하지방 및 부신에서 만들어진 안드로겐이 에스트로겐으로 전환되는 것을 차단
방법	하루 1알 복용	28일 간격으로 피하주사	하루 1알 복용
기간	5~10년	2년	5~10년

복용 방법 하루 2회 10mg씩 또는 1회 20mg을 5년간 복용합니다. 항암 약물 치료를 받는 경우 항암 약물 치료가 끝나고 나서 복용합니다. 방사선 치료의 경우 방사선 치료를 받으면서 함께 복용할 수 있습니다. 타목시펜 복용을 중단해도 향후 5년간 그 효과가 유지됩니다.

타목시펜을 복용하는 도중에 폐경이 되면 타목시펜을 2~3년간 복용한 후 5년을 기준으로 남은 기간 동안 아로마타제 억제제를 복용합니다. 또는 타목시펜을 5년간 복용하고, 추가로 아로마타제 억제제를 5년간 복용할 수도 있습니다. 폐경 이전이면서 재발 위험이 높은 환자는 타목시펜을 10년간 복용하기도 합니다.

부작용 타목시펜은 항암 약물 치료에 비하면 부작용이 매우 경미합니다. 가장 흔한 부작용은 안면홍조, 식은땀, 질 분비물 증가, 피로, 불면, 우울감 등 폐경 증상입니다.

장기 복용하면 자궁내막암의 위험이 증가할 수 있다는 연구 결과가 있지만, 이런 경우는 매우 드뭅니다. 조기 발견을 위해 타목시펜 복용 전에 산부인과 검진을 받고, 복용 중에도 정기 검진을 잊지 말아야 합니다. 비정상적인 질 출혈이 있으면 의사에게 즉시 알립니다.

드물게 혈전증이 생길 수도 있으므로 심부정맥혈전증이나 혈액응고 장애가 있는 환자는 의사와 상담해야 합니다.

난소 억제 주사제

호르몬 수용체 양성 유방암 세포는 여성호르몬인 에스트로겐이 있어야 성장할 수 있습니다. 폐경 전 여성은 주로 난소에서 에스트로겐을 분비합니다. 따라서 에스트로겐 생성을 억제하려면 난소의 기능을 떨어뜨리는 것이 효과적이겠지요. 이런 역할을 하는 것이 바로 난소 억제 주사제입니다.

난소 억제 주사제로 가장 많이 쓰이는 것은 고세렐린(Goserelin)입니다. 뇌하수체에서 나오는 성선자극호르몬을 억제해 난소에서 에스트로겐을 분비하지 못하게 합니다.

효과 난소 억제 주사제는 항암 약물 치료와 효과 면에서는 거의 동일하고, 부작용은 훨씬 덜한 치료 방법입니다. 또한 난소 억제 주사제 치료가 끝나면 대부분 생리가 다시 시작되기 때문에 임신 계획이 있거나 생리 유지를 원하는 환자에게 적합한 치료법입니다.

투여 방법 4주 간격으로 2년 동안 아랫배에 피하주사를 맞습니다. 타목시펜을 5년간 함께 복용하는 것이 원칙입니다.

부작용 난소 기능이 억제돼 생리가 중단되므로 치료 초기에 폐경 증상이 나타나기도 합니다. 치료를 중단하면 생리 주기가 정상적으로 돌아옵니다. 비교적 흔한 부작용이 골밀도 감소인데, 대개는 치료가 끝나고 나서 3년 이내에 골밀도가 회복됩니다. 경미한 두통이나 관절통, 유방통을 호소하기도 합니다.

아로마타제 억제제

폐경 이후에는 난소에서 더는 에스트로겐을 생성해 분비하지 않습니다. 하지만 피하지방, 간, 근육 등에 있는 아로마타제라는 효소가 안드로겐을 에스트로겐으로 전환하기 때문에 폐경 후에도 에스트로겐이 조금이나마 만들어집니다. 문제는 미량의 에스트로겐만으로도 유방암 세포가 얼마든지 자랄 수 있다는 것입니다.

아로마타제 억제제는 아로마타제를 억제함으로써 에스트로겐 생성을 막고, 유방암 세포의 성장을 감소시키는 치료제입니다. 아나스트로졸(Anastrozole), 레트로졸(Letrozole), 엑스메스테인(Exemestane) 등과 같은 아로마타제 억제제가 있습니다.

타목시펜이 에스트로겐이 정상적으로 생성되는 상황에서 유방암 세포와 에스트로겐이 결합하는 것을 방해하는 약제라면, 아로마타제 억제제는 에스트로겐 생성을 근원적으로 차단하기 때문에 유방암 치료 효과가 더 탁월하다고 할 수 있습니다.

효과 폐경 후 여성에게는 타목시펜보다 아로마타제 억제제가 유방암 재발 예방에 더 효과적이라고 알려져 있습니다. 전이성 유방암 환자 역시 아로마타제 억제제 투여로 생존 기간을 늘릴 수 있다는 보고가 있습니다.

복용 방법 하루 1알씩 경구 복용합니다. 수술이 끝나고 나서 5년간 단독으로 아로마타제 억제제를 복용하기도 하고, 타목시펜 복용 도중 폐경이 됐다면 타목시펜을 2~3년간 복용한 후 아로마타제 억제제로 바꿔 복용하기도 합니다. 재발 위험이 높으면 10년까지 연장 복용하는 경우도 있습니다.

부작용 가장 흔한 부작용은 관절통입니다. 주로 아침에 일어났을 때 손가락이나 무릎 등의 관절이 뻣뻣한 증상을 호소하는 환자가 많습니다. 가벼운 운동을 하면 관절통 증상 완화에 도움이 됩니다. 얼굴 화끈거림, 발한 등 폐경 증상도 나타날 수 있습니다.

체내 에스트로겐이 줄어들면서 골밀도도 감소해 골다공증과 골절 위험이 커집니다. 따라서 1년마다 골밀도 검사를 시행하고, 필요하면 골다공증 치료제를 복용해야 합니다. 골다공증 예방을 위해서는 짠 음식, 커피, 탄산음료, 흡연과 음주 등을 멀리하는 것이 좋습니다. 맨손체조, 조깅, 심하지 않은 근력운동 등 체중 부하 운동을 하면서 충분한 양의 칼슘을 섭취하는 것도 도움이 됩니다.

암세포만 공격하는 표적 치료

유튜브 강의

표적 치료는 암세포에 특징적으로 발현한 표적을 잡아 집중적으로 공격하는 방법입니다. 기존 항암 약물 치료는 암세포뿐 아니라 정상 세포까지 공격해 부작용이 컸지만, 표적 치료는 유방암 세포 증식에 관여하는 물질에만 선택적으로 작용하기 때문에 부작용이 매우 적고 효과도 좋습니다.

표적 치료로 사망률과 재발률 낮춘다

세포가 분열하고 자라는 과정에는 여러 가지 성장 인자 물질이 관여합니다. 유방암 세포 역시 이들의 영향으로 증식하고 성장하지요. 유방암 세포의 대표적인 성장 인자 물질은 HER-2(Human Epidermal growth factor Receptor type 2)입니다. HER-2는 세포 분열을 조절하는 물질이며 정상인 누구에게나 다 있습니다. 그런데 일부 유방암에서는

HER-2 유전자가 지나치게 활성화해 암세포 분열이 빨라지는 현상이 일어납니다. 이렇게 HER-2 유전자 변이가 있는 유방암을 'HER-2 양성'이라고 합니다.

전체 유방암의 4분의 1이 HER-2 양성에 해당합니다. HER-2 양성 유방암은 암세포가 빠르게 분열하는 만큼 암의 진행 속도가 빠르고, 재발이나 사망 위험도 매우 높습니다. 그러나 최근에는 다양한 표적 치료 방법이 개발되면서 재발률과 사망률이 크게 줄어들고 있습니다.

표적 치료란 HER-2 유전자처럼 유방암 세포 증식에 관여하는 물질만을 골라내 선택적으로 억제하는 방법입니다. 기존 항암 약물 치료는 암세포든 정상 세포든 가리지 않고 공격해 부작용이 꽤 심한 편입니다. 하지만 표적 치료는 유방암 세포 증식에 관여하는 특정 표적 분자만을 겨누고 공격하기 때문에 정상 세포가 손상을 입을 가능성이 거의 없다고 할 수 있습니다. 당연히 부작용도 적고 효과는 더 좋겠지요.

현재 표적 치료에 가장 많이 쓰이는 약제는 HER-2 유전자를 표적으로 하는 트라스투주맙(Trastuzumab)입니다. 이 외에 HER-2 및 HER-1, 3, 4와의 이합체화를 막는 퍼투주맙(Pertuzumab), 상피세포 성장 인자와 HER-2를 모두 억제하는 라파티닙(Lapatinib), 트라스투주맙에 항암제가 연결된 티디엠원(T-DM1) 등 여러 약제가 개발되어 사용하고 있습니다.

정상 세포의 손상을 최소화하는 허셉틴

HER-2 단백질을 표적으로 하는 대표적인 약제가 트라스투주맙입니다. 상품명은 허셉틴이지요. HER-2 양성 유방암에 선택적으로 작용해 암세포의 성장을 늦추거나 암세포를 사멸시키는 약제입니다. 정상 세포의 손상을 최소화하기 때문에 일반적인 항암 약물 치료보다 부작용이 경미하다는 장점이 있습니다.

투여 방법 및 부작용

3주에 한 번씩 1년 동안 정맥 또는 피하에 주사합니다. 수술 후 암의 재발을 막기 위해 항암 약물 치료와 병행하거나 단독 투여합니다. 방사선 치료를 받으면서 동시에 투여하는 것도 가능합니다.

부작용은 항암 약물 치료보다 매우 경미한 편입니다. 다만, 일부 환자에게 심장 독성이 나타났다는 보고가 있습니다. 특히 표적 치료에 앞서 안트라사이클린을 포함한 항암 약물 치료를 시행한 경우 심장

Dr.'s Advice

HER-2 유전자, 딸에게 유전될까

일부 유방암 환자에게 왜 HER-2 유전자 변이가 일어나는지는 아직 명확하게 밝혀지지 않았습니다. 다만, 앞서 설명한 대로 HER-2 유전자는 정상인 누구에게나 존재하는 물질이므로 엄마가 HER-2 유전자 양성이라고 해서 자녀에게 유전되지는 않습니다.

독성이 생길 확률이 더 커집니다. 과거에 심장 또는 고혈압 질환이 있었거나 만 65세 이상인 경우 더욱 주의를 요합니다. 허셉틴을 사용하기 전 반드시 심장 기능을 점검하고, 치료 도중에도 정기적으로 심장 검사를 받습니다. 투여 도중에 가슴 통증이나 숨이 차는 증세 등이 나타나면 즉시 의사에게 알립니다.

부작용으로 오한, 발열, 구토, 두통 등 감기 증세를 호소하는 환자도 있습니다. 감기 증세가 심할 때는 임의로 감기약을 복용하지 말고 담당의에게 진료를 받으세요.

Dr.'s Advice

허셉틴, 건강보험 적용 대상

허셉틴은 꽤 고가의 약품입니다. 그러나 HER-2 양성에 암 크기가 1cm 이상인 환자는 투약 기간 총 1년간(수술 전후 포함) 건강보험이 적용돼 약값의 5%만 부담하면 됩니다. 단, 암 크기가 1cm 이하이면 건강보험이 적용되지 않기 때문에 비용이 많이 듭니다.

선행 항암 요법으로 허셉틴과 퍼제타(Perjeta)를 병용하는 요법이 허셉틴 단독 요법보다 더 효과적이라서 최근 많이 선호되고 있습니다. 그러나 퍼제타는 재발 및 전이 환자에게만 건강보험이 적용되고, 선행 항암 요법에는 적용되지 않기 때문에 비용 부담이 크긴 합니다. 허셉틴과 퍼제타를 병용하는 요법을 수술 후에 쓸 수도 있지만, 이렇게 하면 허셉틴과 퍼제타 모두 건강보험 혜택을 받을 수 없습니다.

원래 모양 그대로! 유방재건술

유튜브 강의

유방암은 여성의 신체뿐 아니라 심리에도 크나큰 영향을 미칩니다. 따라서 치료도 중요하지만, 환자의 삶의 질을 향상시키는 방법도 고려해야 합니다. 이런 경향에 따라 최근에는 수술한 유방을 원래 모양과 흡사하게 복원하는 유방재건술을 시행하는 경우가 부쩍 늘었습니다.

유방재건술로 마음까지 치료한다

유방재건술이란 유방절제술로 제거한 유방과 비슷하게 새로운 유방을 만드는 수술입니다. 유방절제술을 받은 유방암 환자는 여성성과 모성을 잃었다는 상실감으로 우울증을 겪기도 하고, 공중목욕탕이나 수영장 가는 것을 꺼리는 등 크고 작은 불편을 경험합니다. 유방재건술은 유방암 환자가 느끼는 이러한 심리적 고통과 불편을 덜어주고, 자신감과 안정감을 회복할 수 있게 도와줍니다.

유방암 환자 일부는 유방재건술이 치료에 방해가 된다거나 암 재발 위험을 높인다는 이유로 꺼리기도 하는데, 이는 사실이 아닙니다. 유방재건술은 암 재발과 전혀 관련이 없으며, 암 재발의 조기 발견이나 수술 후 치료를 방해하지도 않습니다. 유방재건술을 받은 후에도 재발 방지를 위한 검진과 항암 약물 치료, 호르몬 치료, 방사선 치료 등을 문제없이 시행할 수 있으므로 안심해도 됩니다.

물론 유방재건술도 수술의 일종이므로 통증, 감염, 출혈 등의 부작용이 따를 수 있습니다. 유방재건술을 받은 환자가 가장 많이 호소하는 불편은 유방의 감각이 전과 같지 않다는 것입니다. 유방의 감각은

Dr.'s Advice

유방재건술, 건강보험 적용 대상

전반적인 생활수준이 향상되고, 유방암 5년 생존율이 90%를 넘으면서 유방재건술을 선택하는 여성이 점차 많아지고 있습니다. 다행히 유방재건술은 건강보험이 적용돼 한쪽 유방의 수술비가 800만~1500만 원에서 200만~400만 원으로 대폭 낮아졌습니다. 유방재건술의 건강보험 적용 대상은 다음과 같습니다.

- [ ] 유방암으로 유방전절제술을 시행하는 경우(과거에 유방전절제술을 받은 환자가 몇 년 후 지연재건하는 경우 포함)
- [ ] BRCA 유전자 변이를 가진 유방암 환자가 반대쪽 유방에 예방적 유방전절제술을 시행하는 경우
- [ ] 유방재건술 후 합병증이 생겨 유방 재건을 다시 시행하는 경우

시간이 지나면서 점차 회복되지만, 완벽하게 돌아오지 않는 경우도 있습니다.

유방재건술은 시기에 따라 즉시재건과 지연재건으로 나눌 수 있습니다. 즉시재건은 유방절제술과 동시에 유방을 재건하는 수술을, 지연재건은 유방절제술을 마치고 2차적으로 재건을 시행하는 수술을 가리킵니다.

재건 방법에 따라서는 인공 보형물을 삽입하는 방법과 자가조직을 이용하는 방법으로 나눌 수 있습니다. 각 방법마다 장단점이 뚜렷하므로 주치의와 긴밀히 상담해 만족할 만한 방법을 찾길 바랍니다.

유방재건술을 시행할 때 양쪽 유방의 대칭성을 얻고자 반대쪽 유방의 모양과 크기를 변형시키는 유방축소술, 유방고정술, 유방확대술 등을 동시에 시행하기도 합니다. 유방 크기, 재건술 종류, 방사선 치료 이력 등을 고려해 수술 여부와 방법을 결정합니다.

즉시재건

유방절제술과 동시에 유방재건술을 시행하는 경우를 가리킵니다. 연구 결과에 따르면 유방절제술과 유방재건술을 동시에 진행해도 암 재발 위험이 높아지지 않고, 재발 발견 시기를 놓치거나 보조 치료에 방해가 되는 일도 없다고 합니다. 오히려 치료와 재건을 한 번에 끝내는 만큼 전체 입원 기간과 치료비가 줄어든다는 장점이 있습니다. 또한 유방 절제 후 곧바로 재건되기 때문에 환자 입장에서도 심리적인 안정감을 빠르게 되찾을 수 있습니다. 이런 이유로 최근에는 즉시재건을 선택하는 환자가 점차 많아지는 추세입니다.

지연재건

유방절제술을 한 다음 수년 후 유방재건술을 받는 것을 말합니다. 림프절 전이가 있거나 방사선 치료를 계획하고 있는 진행성 유방암의 경우 즉시재건보다 재발 위험이 사라진 후 시행하는 지연재건을 권장합니다.

보형물을 넣을까

유방재건술은 재건 방법에 따라 인공 보형물을 이용하는 방법과 복부나 등의 자가조직을 이용하는 방법으로 나눌 수 있습니다. 예전에는 자가조직을 이용한 이식술을 많이 시행했지만, 최근에는 안전하고 내구성 있는 인공 보형물이 개발되면서 90% 이상이 보형물을 삽입하는 방법으로 수술하고 있습니다.

인공 보형물을 삽입하는 재건술은 자가조직을 이용한 재건술보다 간단하고 추가 상처가 없으며 비용이 적게 든다는 장점이 있습니다.

반면 수술하지 않은 쪽과 달리 나이가 들어도 유방이 자연스럽게 처지지 않는다는 것은 단점으로 꼽힙니다. 또 보형물이 파열되거나 원래 자리를 벗어날 위험이 있고, 보형물 내용물이 샐 수도 있습니다. 보형물 주변으로 피막이 과도하게 생성돼 딱딱해지는 구형구축 또는 감염 등의 합병증이 생겨 재수술을 해야 하는 경우도 있습니다.

조직 확장기를 삽입하는 1차 수술

인공 보형물을 삽입하는 유방재건술은 대개 조직 확장 과정을 거칩니다. 유방절제술 과정에서 유방 피부 일부를 제거한 경우에는 피부가 부족해 유방 형태를 온전히 만들기 어렵습니다. 이런 문제를 해결하기 위한 방법이 바로 조직 확장입니다.

우선 유방 모양의 속이 빈 실리콘 백을 유방에 삽입합니다. 그리고 2~3주 후부터 1~2주에 한 번씩 식염수 50~100cc 정도를 실리콘 백에 주입하면서 피부조직을 점차 늘려나갑니다. 임신한 여성의 복부 피부가 자궁이 커짐에 따라 자연스레 확장하는 것과 같은 원리라고 생각하면 됩니다. 이 시술은 외래에서 주사기를 이용해 간단히 시행할 수 있습니다. 대개는 삽입할 인공 보형물보다 30~50% 정도 크게 확장하는 것이 원칙입니다. 이렇게 3~6개월 동안 조직 확장 과정을 거친 후 영구적인 보형물 삽입을 하게 됩니다.

물론 유방암 수술 시 피부를 절제하지 않았다면 이러한 조직 확장 과정을 거치지 않고 곧바로 인공 보형물을 삽입할 수 있습니다.

영구적 보형물을 삽입하는 2차 수술

조직 확장기를 제거하고 인공 보형물을 삽입하는 수술입니다. 보형물은 식염수나 실리콘 겔 가운데 고를 수 있는데, 실리콘 겔이 더 자연스러운 느낌을 줍니다. 실리콘 겔은 반대쪽 유방 모양에 따라 둥근 모양과 물방울 모양 가운데 선택이 가능합니다.

많은 여성이 인공 보형물이 유방암 재발 위험을 높이거나 재발 진단을 방해하지 않을까 걱정합니다. 그러나 많은 논문에서 인공 보형물 삽입 재건술이 암 진단에 방해가 되거나 유방암 생존율에 영향을 미치지 않는다는 사실이 밝혀졌으므로 안심해도 좋습니다.

수술 소요 시간은 1시간이지만, 양쪽 유방을 대칭적으로 맞추기 위해 반대쪽 유방도 확대술이나 축소술을 하는 경우 시간이 추가로 늘어납니다. 입원 기간은 일주일입니다.

인공 보형물 재건이 어려운 경우

인공 보형물 재건이 아예 불가능한 경우 이전에 유방의 국소적인 감염이 있었거나 유방절제술 후 조직 확장기를 덮을 수 없을 정도로 피부가 적게 남은 경우는 인공 보형물 재건이 아예 불가능합니다.

할 수는 있지만 위험한 경우 이전에 유방 방사선 치료를 받았거나, 추후 방사선 치료가 필요한 여성, 흡연자나 비만 여성은 인공 보형물 재건을 할 수는 있지만 위험이 따를 수 있습니다.

자가조직 이용할까

자가조직 재건은 본인의 피부, 지방, 근육조직 등 신체조직을 이용해 유방을 복원하기 때문에 모양과 촉감이 자연스럽다는 장점이 있습니다. 또한 수술 후 방사선 치료를 시행할 때도 인공 보형물을 삽입한 경우보다 결과가 좋은 편입니다. 그러나 조직을 채취한 등이나 복부에 흉터가 생기고 수술 방법이 복잡하며 회복 기간이 길다는 단점이 있습니다. 드물게는 이식한 조직에 혈액을 공급하는 혈관에 문제가 생겨 조직이 괴사할 가능성도 있습니다.

복부조직을 이용하는 유방 재건

자가조직 재건술에서 가장 많이 사용하는 부위가 복부입니다. 여성 대부분은 등보다 복부조직이 더 풍부하기 때문에 가장 넓은 피부를 활용해 크고 자연스럽게 처지는 유방을 만들 수 있습니다. 또한 수술 도중 환자가 자세를 바꾸지 않아도 되고, 조직을 충분히 얻을 수 있어 인공 보형물을 추가 삽입할 필요가 없다는 장점이 있습니다. 더불어 복부지방 제거 효과까지 볼 수 있지요.

환자의 복부조직 상태나 혈관 분포 상태에 따라 횡복직근을 함께 이식하기도 하고, 횡복직근은 유지한 채 복부 피부와 지방조직만을 이식하기도 합니다.

이전에는 복부조직을 이용한 유방재건술 후 배에 힘이 잘 들어가지 않는 후유증이 있었으나 최근에는 복부근육을 보존하는 재건술 빈도가 높아지면서 그러한 후유증도 점차 줄어들고 있습니다.

그러나 수술 범위가 크고 수술 시간이 5~10시간에 달하기 때문에 환자가 오랜 수술 시간을 버틸 만한 건강 상태를 갖추고 있어야 합니다. 배를 가로지르는 긴 흉터가 생긴다는 점도 고려해야 합니다. 드물게는 수술 부위로 탈장이 생기기도 합니다.

등조직을 이용하는 유방 재건

등 부위의 피부, 지방조직, 광배근(어깨를 움직이는 보조 근)을 채취해 유방을 재건합니다. 복부 수술 이력이 있는 환자, 복부에 살이 없는 마른 환자, 유방이 작은 환자, 한쪽 유방만 재건하는 환자 등에게 적합한 방법입니다.

유방절제술을 할 때 유방 피부를 절제하지 않은 경우 등쪽 지방조직과 근육만을 사용해 유방의 부피를 채웁니다. 반면 유방 피부를 절제해 피부가 모자라는 경우 광배근과 등 피부 일부를 함께 사용합니다. 광배근만으로는 유방 크기를 채우기 어렵다면 인공 보형물을 함께 쓰기도 합니다.

광배근을 이용한 수술이 불가능한 경우도 있습니다. 겨드랑이 림프절 절제술을 하면서 혈관 등의 손상이 있었던 경우, 이전에 광배근을 절제하는 개흉술(대개 폐 수술에 사용하는 절개 방법)을 시행한 경우 등입니다.

유방재건술 후 가슴 완성하기

유방 재건의 마지막 단계는 유두와 유륜을 복원하는 것입니다. 유두 및 유륜 모양, 돌출 정도, 질감과 색상을 수술하지 않은 반대쪽과 최대한 유사하게 만들기 위한 수술입니다. 대개는 유방재건술 3~5개월 후 상처가 회복되고 부기가 빠지면 시행합니다.

유두 재건

유두 재건은 유방 피부를 이용해 돌출을 만드는 것으로, 외래에서 국소마취를 한 후 1시간 이내에 간단히 시행할 수 있습니다.

하지만 유두가 크다면 이런 방법으로 돌출을 충분히 만들어내기 어렵기 때문에 반대쪽 유두 일부를 잘라내 이식하는 방법을 사용하기도 합니다.

유륜 재건

유륜 재건은 유두재건술 3개월 후에 피부 이식이나 문신의 방법으로 시행합니다. 문신하는 방법이 간단하고 흉터가 추가로 발생하지

Dr.'s Advice

선택의 폭이 넓은 인조 유방

유방전절제술 후 유방재건술을 받지 않고 인조 유방을 사용하는 환자도 있습니다. 인조 유방은 모양과 감촉이 실제 유방과 흡사한 실리콘 재질의 의료 보조기구입니다. 유방전절제술을 받은 환자는 속옷에 넣는 삽입형 인조 유방을, 유방보존술을 받은 환자는 피부에 붙이는 부착형 인조 유방을 주로 사용합니다. 매우 다양한 인조 유방 제품이 판매되고 있으니 착용감을 꼼꼼히 비교해 선택하길 바랍니다.

않아 더 많이 쓰입니다. 2~3회 정도 문신하면 반대쪽 유륜과 유사한 모양과 크기로 만들 수 있습니다.

피부를 이식하는 경우에는 허벅지나 사타구니 안쪽 피부를 사용합니다. 최근에는 수술을 원하지 않는 환자를 위해 떼었다 붙였다 할 수 있는 인조 유륜이 개발되기도 했습니다.

유방암 수술부터 표적 치료까지, 유방암 치료 방법에 대한 궁금증이 풀리셨나요? 더 궁금한 점이 있으면 [카카오톡 플러스친구 @대림성모병원 행복한 유방센터]로 문의해주세요. 저자가 직접 답변해드립니다.

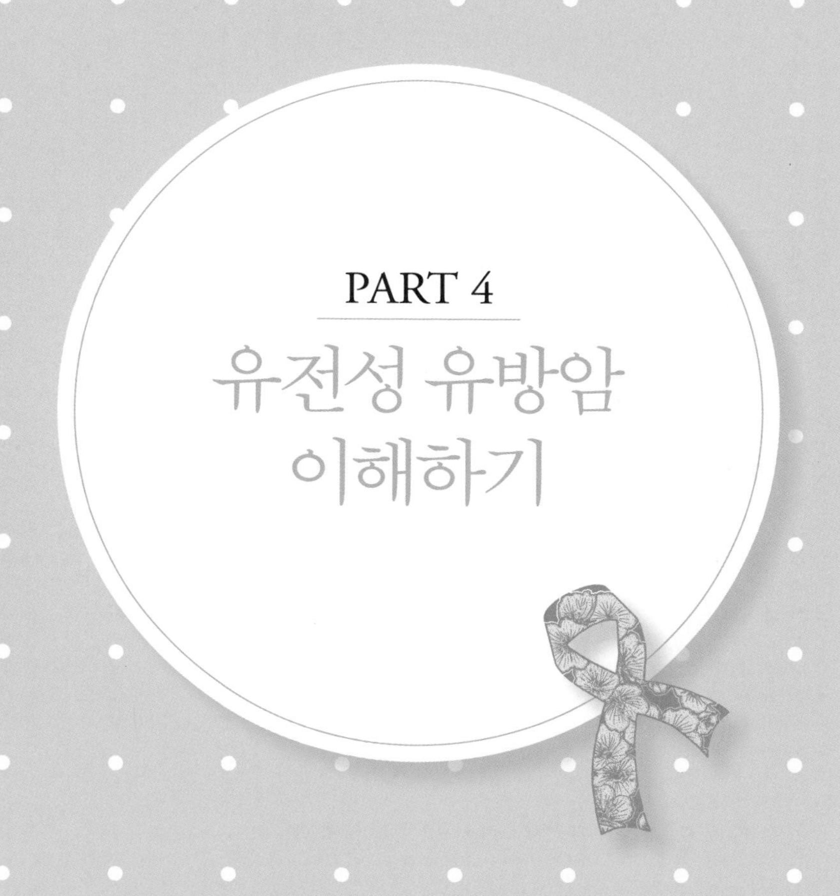

PART 4
유전성 유방암 이해하기

유전성 유방암은 가족성 유방암과 어떻게 다를까

▶ 유튜브 강의

유전자 변이로 발생하는 유방암을 유전성 유방암이라고 합니다. 전체 유방암에서 차지하는 비중은 5% 정도지만, 유방암을 유전시킨다는 공포 때문인지 많은 환자가 자신에게 유전자 변이가 있진 않을까 걱정합니다. 유전성 유방암을 일으키는 유전자는 무엇인지, 유전자 변이가 있으면 과연 자녀에게도 무조건 유전되는 것인지 자세하게 짚어봅니다.

엄마가 유방암 환자이면 딸도 유방암 걸릴까

"우리 딸도 어른이 되면 저처럼 유방암에 걸릴까요?"

"언니가 유방암 진단을 받았어요. 유방암은 유전이라는데, 저도 유방암에 걸리면 어쩌죠?"

많은 유방암 환자가 자신의 병이 딸에게 유전될까 봐 마음 졸입니다. 엄마나 자매가 유방암 진단을 받았으니 자신도 유방암에 걸릴 거라고 불안해하는 여성도 많습니다.

아마도 이들은 모녀나 자매가 시간 차를 두고 유방암 진단을 받은 사례를 더러 보았을 것입니다. 이 때문에 유방암은 무조건 유전된다는 믿음을 갖게 됐겠지요.

하지만 가족 중에 유방암 환자가 여럿 있다고 해서 유전성 유방암이라고 속단할 수는 없습니다. 어머니가 63세에, 친할머니가 71세에 유방암 진단을 받은 가계가 있다고 합시다. 유방암이 모계와 부계에 관계없이 발병했고, 유방암 발병 연령도 높은 편이므로 이런 경우는 유전과는 관련 없는 산발성 유방암일 확률이 높습니다. 유방암 대부분이 이러한 산발성 유방암에 해당하지요.

그런데 어머니는 71세에, 딸은 40세에 유방암 판정을 받은 가족이라면 어떨까요. 유전성 유방암을 의심할 만한 상황이지만, 가족성 유방암일 수도 있습니다. 가족성 유방암은 환자 가족 내에 또 다른 유방암 환자가 있지만 유전적 요인은 없는 경우를 가리킵니다. 가족 구성원이 생활환경을 공유하면서 동일한 위험 요소에 함께 노출돼 여러 명의 유방암 환자가 발생한 경우라고 할 수 있지요. 전체 유방암의 15% 정도가 가족성 유방암에 해당합니다.

그렇다면 친할머니가 45세에 유방암, 56세에는 난소암 진단을 받았고, 큰손녀가 42세에 유방암 진단을, 둘째 손녀가 40세에 난소암 진단을 받은 가족의 경우는 어떨까요. 세 환자 모두 암 발병 연령이 40대이며 여러 암이 동시에 발병했습니다. 이렇게 발병 연령이 평균보다 낮고, 여러 암이 동시에 발병하거나 양측성 또는 다발성으로 발병하는 것이 유전성 암의 대표적인 특징입니다. 유전자 검사를 해봐야 정확한 결과가 나오겠지만, 이런 경우 유전성 유방암일 가능성이 매우 높습니다.

유전성 유방암이란 특정 유전자 돌연변이가 가계 내에 유전돼 생기는 유방암을 가리킵니다. 앞서 설명한 대로 유전성 유방암은 젊은 나이에 발병하고, 발견 당시 이미 병기가 상당히 진행된 경우가 많습니다. 전체 유방암에서 차지하는 비중은 5~10% 정도로 적지만, 유전자 돌연변이를 가진 사람 입장에서는 유방암에 걸릴 가능성이 70~80%, 난소암에 걸릴 가능성은 40%에 달하므로 절대 무시할 수 없는 원인입니다.

남자도 안심할 수 없다

유전성 유방암을 일으키는 대표적인 유전자는 BRCA1과 BRCA2입니다. 'BRCA'는 유방암을 뜻하는 'BReast CAncer'의 머리글자를 따서 붙인 이름으로, '브라카'라고도 읽습니다. BRCA는 원래 우리 몸에서 암세포를 만들려고 하면 이를 억제하는 기능을 하는 유전자입니다. 그런데 어떤 이유로 이 유전자에 돌연변이가 생기면 오히려 유방암과 난소암을 일으키는 골칫덩이가 되고 맙니다.

유전성 유방암의 절반 이상은 이 BRCA 유전자 변이가 원인입니다.

BRCA1 유전자 변이가 있는 사람이 평생 동안 유방암에 걸릴 위험은 54%, 난소암에 걸릴 위험은 39%입니다. BRCA2 유전자 변이가 있는 사람도 유방암 발병 위험은 45%, 난소암 발병 위험은 16%에 달합니다(상세한 데이터는 134쪽을 참고하세요). 또한 BRCA 유전자 변이는 췌장암, 담낭·담관암, 대장암 등의 위험 역시 높이는 것으로 알려져 있습니다. 남성이 BRCA 유전자 변이를 갖고 있다면 유방암은 물론이고 전립선암의 위험도 높아집니다.

남성도 BRCA 유전자 변이를 가질 수 있느냐고요? 네, 그렇습니다. BRCA 유전자 변이는 남녀를 가리지 않고 유전됩니다. 부모 한 사람이 BRCA 보인자(BRCA 유전자 변이를 가진 사람)인 경우 각 자녀에게 유전될 확률은 50%이며 이는 아들딸 모두에게 해당합니다.

유방암이나 난소암의 가족력이 있는 경우, 30, 40대 젊은 나이에 유방암 진단을 받은 경우, 남성이 유방암에 걸린 경우, 유방암이 양쪽에 모두 생겼거나 여러 장기에서 동시에 암이 발견된 경우에는 BRCA 유전자 변이일 가능성이 높습니다.

BRCA 보인자 환자가 가장 궁금해하는 것은 아마도 사망률과 생존율일 것입니다. 최근 연구 결과에서 밝혀진 바에 따르면 BRCA1 유전자 변이를 가진 유전성 유방암 환자는 그렇지 않은 환자보다 예후가 나쁘다고 합니다. 그러나 BRCA2 유전자 변이는 산발성 유방암과 사망률 및 재발률에서 큰 차이가 없습니다.

유전성 유방암 환자는 다른 암 환자보다 가족에게 죄책감을 더 많이 느끼는 경향이 있습니다. 자신의 아이들에게 위험한 유전자를 물려주었다는 죄책감과 죄의식이 유전성 유방암 환자를 더욱 힘들게 합니다. 하지만 자기 잘못도 아닌 일로 죄책감에 시달리는 것은 투병에 전혀 도움이 되지 않습니다.

특히 미성년 자녀의 유방암 발병 가능성을 지레 짐작해 죄책감을 느끼지 말길 바랍니다. 아이에게 BRCA 유전자 변이가 유전될 확률이 절반이라는 것은 반대로 유전되지 않을 확률도 절반이라는 뜻입니다. BRCA 유전자 변이를 피할 수 없는 불행, 돌이킬 수 없는 낙인이라고 생각하지 마세요. 설령 아이가 BRCA 유전자 변이를 물려받았더라도 건강한 생활습관을 가지고 정기 검진을 충실히 받는다면 유방암이나 난소암의 위험을 낮추거나 조기에 진단할 수 있습니다.

유전자 검사가 궁금하다

유튜브 강의

가족 내 유방암 환자가 많다고 해서 모두 유전자 검사를 받아야 하는 것은 아닙니다. 먼저 유전자 검사 대상인지 아닌지, 유전자 검사에는 어떤 득실이 있는지, 유전자 검사 결과는 어떻게 이해해야 하는지에 관해 유전 상담 자격증이 있는 전문 의료진에게 유전 상담을 받아야 합니다. 환자와 그 가족이 유전자 검사 결과를 받아들이기란 쉬운 일이 아닙니다. 유전 상담은 환자가 유전자 검사에 대한 충분한 정보를 얻고, 마음의 준비를 할 수 있게 도와줍니다.

유전자 검사 전 마음의 준비 도와줄 유전 상담

유전성 유방암 여부를 알아보는 가장 확실한 방법은 유전자 검사입니다. 빈혈검사와 마찬가지로 간단히 채혈만 하면 결과가 나오지요. 검사 방법은 간단해도 검사 결과를 이해하고 받아들이는 과정은 만만치가 않습니다. 따라서 유전자 검사를 받기 전에는 빈혈검사와 달리 반드시 유전 상담을 거쳐야 합니다.

유전 상담은 유전 질환에 대한 전문 지식과 자격을 갖춘 유전 상담사가 검사 대상자와 정보를 교류함으로써 검사 대상자가 최선의 결정을 내릴 수 있게 돕는 과정입니다. 유전성 유방암 고위험군 환자와 그 가족에게 유전자 검사가 필요할지, 필요하다면 유전자 검사를 받을지

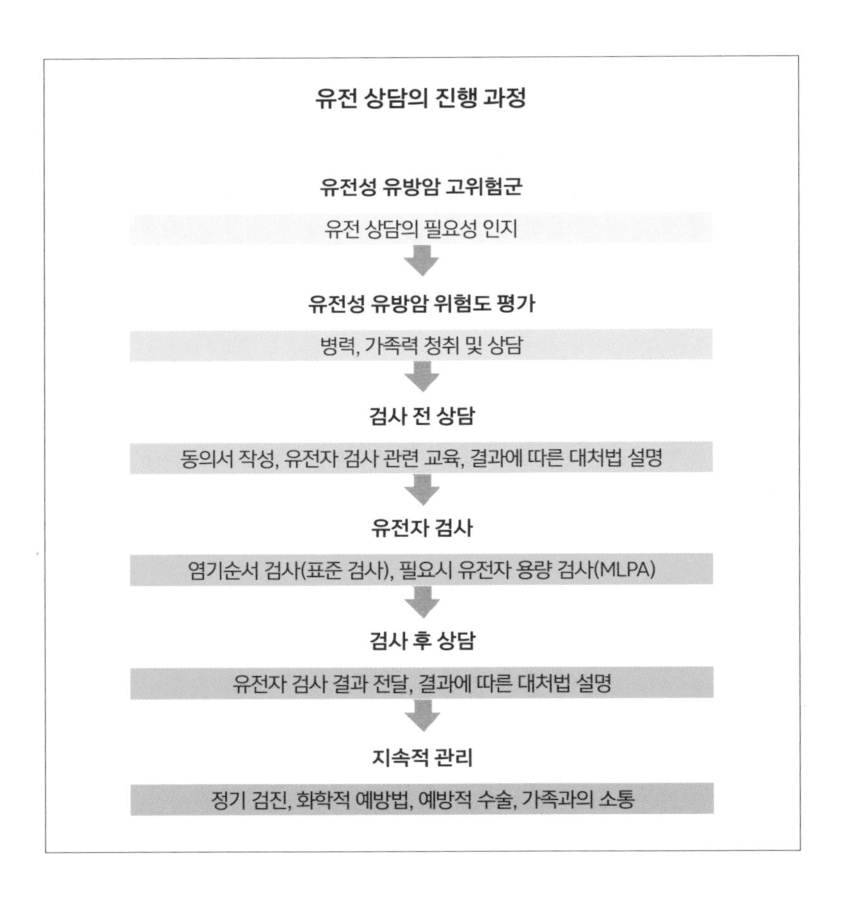

말지 환자가 판단하도록 도움을 주는 것이지요. 유전자 검사를 받고 난 후에는 그 결과에 따라 다시 유전 상담을 합니다. 만일 유전자 검사에서 이상이 발견되면 가능한 예방책 또는 치료 방법에 대해 환자와 충분히 논의합니다. 경우에 따라 추가로 가족 유전자 검사를 권고할 수도 있습니다.

유전자 검사 전에 시행하는 유전 상담에서 상담사는 환자에게 다음과 같은 내용을 설명합니다.

- ☐ 유방암의 위험 요소와 유전성 유방암
- ☐ 유방암과 유방암 유전자
- ☐ BRCA 유전자의 유전 형태와 유전자 변이 가능성이 있는 고위험군
- ☐ 암 가계도 작성, 유전자 검사 전 동의서 작성
- ☐ 유전자 검사의 방법과 비용
- ☐ 유전자 검사의 중요성과 잠재적인 위험 요소

가족력 확인과 암 가계도 그리기

유전자 검사 전 상담에서 가장 중요한 부분이 바로 암 가계도 그리기입니다. 암 가계도란 환자를 중심으로 가족 구성원의 관계와 과거 병력을 한눈에 볼 수 있게 그림으로 정리한 것입니다. 환자의 유전성 유방암 위험도가 얼마나 되는지 알아보기 위해 적어도 3세대 이상, 3등친에 걸쳐 암 가족력을 확인하되 암이 발생한 구성원과 그렇지 않은 구성원을 모두 포함해야 암의 유전 형태를 쉽게 알아볼 수 있습니

유전자 검사 전 상담을 위한 암 가계도 예시

화살표로 표시한 '발단자'란 해당 가족이 유전 상담을 받게 한 사람을 뜻합니다. 환자 본인이라고 이해하면 되지요. 도형 안 숫자는 등친 범위를 나타냅니다.

'등친'이란 친족의 가까운 정도를 나타내는 등급으로, 일반적인 촌수 개념과는 다릅니다.

- 1등친 : 형제, 자매, 자녀, 부모
- 2등친 : 조부모, 외조부모, 고모, 이모, 삼촌, 외삼촌, 조카, 이복형제, 이복자매
- 3등친 : 사촌

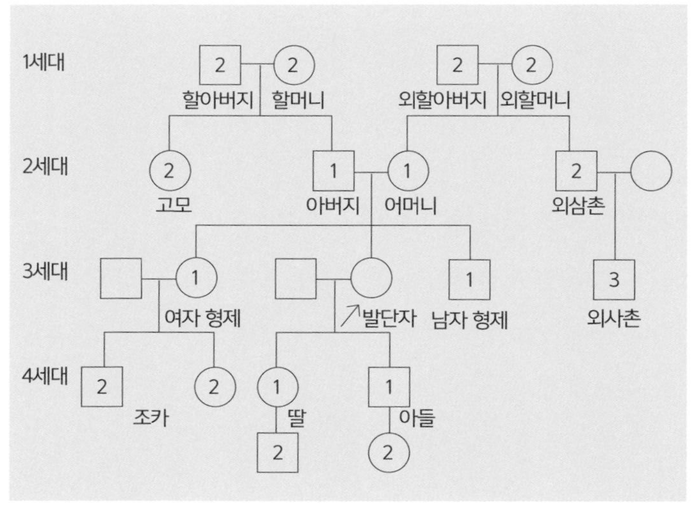

출처: 한국유방암 진료 권고안, 2017

다. 더 먼 친척이라도 암 발병 여부를 알 수 있다면 암 가계도에 포함합니다.

유전 상담사에게는 구체적이고 정확한 정보를 제공해야 합니다. 가족 구성원 중 유방암, 난소암, 기타 암을 진단받은 사람이 있는지 밝히고, 이와 관련해 암 종류, 진단 시 연령, 현재 연령, 사망 여부, 사망 연령 및 사인, 암이 양측에서 발병했는지 여부, 유방암의 삼중음성(에스트로겐·프로게스테론·HER-2 수용체를 갖고 있지 않은 유방암) 여부, 치료 기초 자료 등을 제공합니다. 암에 걸리지 않은 가족 구성원에 대해서는 현재 나이, 사망한 경우라면 사망 연령 및 사인, 유방암의 예방적 수술이나 화학적 예방법 등의 시행 여부에 대해 밝힙니다. 이런 정보 일부를 누락하거나 상세히 제공하지 않으면 가계 내 암 발병 위험도가 낮게 평가될 수도 있습니다.

이렇게 작성한 암 가계도는 암 발병의 패턴과 대략적인 암 발병 위험을 예측하고, 다른 유전성 암이나 유전 질환의 위험도를 파악하는 데 도움이 됩니다. 또한 가족 유전자 검사가 필요한 경우 검사 대상의 우선순위를 선정하는 데도 유용합니다.

유전자 변이 위험도 예측하기

모든 유방암 환자가 유전자 검사 대상은 아닙니다. 유전성 유방암 위험도가 낮은 환자가 비싼 비용을 감수하면서까지 유전자 검사를 받을 이유는 없습니다. 암 가계도를 작성하는 목적도 환자에게 유전자 검사가 꼭 필요한지 알아보는 데 있지요.

암 가계도 작성 외에 유전자 변이 위험도를 예측하는 또 다른 방법이 있습니다. 바로 BRCA 유전자 변이 가능성을 예측하는 모델을 활용하는 것입니다. 과거에는 BRCAPRO, BOADICEA, Myriad II 등 서양의 예측 모델을 사용했는데, 이를 한국인에게 적용하면 BRCA 유전자 변이 위험도가 실제보다 낮게 평가된다는 문제가 있었습니다.

최근에는 한국인유전성유방암연구(KOHBRA)에서 개발한 한국형 예측 모델, 즉 KOHCal(KOHBRA BRCA risk Calculator)을 많이 사용합니다. 이 모델은 KOHBRA에 등록된 환자 1600여 명의 정보에 기초해 만든 것입니다. 환자 가족 가운데 유방암 환자가 있는지부터 환자 본인의 발병 연령, 삼중음성 여부 등 다양한 사항을 고려해 유전자 변이 위험도를 예측해 보여줍니다. 자신의 유전자 변이 위험도를 예측하고 싶다면 KOHBRA 홈페이지(www.kohbra.kr)를 방문해보세요. 홈페이지 첫 화면 왼쪽 'BRCA 위험도 예측모델' 배너를 클릭하면 됩니다.

Dr.'s Advice

남성의 유전 상담

남성도 유전 상담을 받을 필요가 있을까요. 정답은 '그렇다'입니다. 남성 유방암 환자이거나 BRCA 유전자 변이 가계의 구성원이라면 유전 상담이 필요합니다. BRCA 유전자 변이는 남녀 구분 없이 50% 확률로 유전되므로 남성이라고 예외일 수는 없지요. 상담 과정은 여성과 크게 다르지 않지만, 남성 BRCA 보인자의 전립선암, 대장암, 췌장암의 위험도에 대해 추가로 설명을 듣습니다.

실보다 득이 더 많은 유전자 검사

유전자 검사는 누가 받아야 할까

건강보험심사평가원의 자료에 따르면 2017년 국내에서 시행된 유전자 검사 건수는 5880건으로, 2010년 578건에서 10배 이상 증가한 것으로 나타났습니다. 특히 2016년에는 2015년 2837건의 두 배에 가까운 4603건의 유전자 검사가 시행됐습니다. 2016년에 유전자 검사가 급증한 이유는 할리우드 배우 앤젤리나 졸리가 유전자 검사를 통해 본인에게 유전자 변이가 있음을 확인하고, 2013년 예방적 유방절제술을, 2015년 예방적 난소절제술을 받은 일과 무관하지 않을 것입니다. KOHBRA를 포함한 여러 기관의 유방암 예방 활동도 유전자 검사에 대한 인식 변화에 기여했을 테고요. 그렇다면 유전자 검사는 어떤 경우에 필요할까요? 다음의 7가지 사항 중 하나라도 해당한다면 유전자 검사를 받길 권합니다.

- ☐ 유방암 또는 난소암의 가족력이 있는 유방암 환자
- ☐ 만 40세 이전에 유방암이 발병한 환자
- ☐ 유방암과 난소암이 모두 발병한 환자
- ☐ 양쪽 유방 모두에 유방암이 발병한 환자
- ☐ 남성 유방암 환자
- ☐ 상피성 난소암 환자
- ☐ BRCA 유전자 변이가 있다고 밝혀진 환자의 가족

유방암 환자에게 유전자 검사가 무슨 소용일까

BRCA 유전자 변이가 있는 유방암 환자는 반대쪽 유방에도 암이 발생하거나 난소암에 걸릴 위험이 일반 유방암 환자보다 더 높으므로 유전자 검사를 통해 유방암과 난소암의 위험에 대비할 수 있고, 여러 예방적 방법도 고려할 수 있습니다. 또한 환자의 자녀와 형제자매 역시 BRCA 보인자일 가능성이 50%라는 사실을 인지하고 각종 암을 조기에 예방할 기회를 가질 수 있지요. 반면, 검사 결과 유전자 변이가 없다면? 이런 모든 걱정에서 해방돼 편안한 마음으로 유방암 치료에만 전념할 수 있습니다.

하지만 유전자 검사가 무조건 필요하다거나 좋다고만은 할 수 없습니다. 유전자 변이 양성 판정을 받은 환자와 그 가족이 받는 심리적인 충격은 말할 수 없이 큽니다. 죄책감, 불안감, 우울증에 시달리다가 극단적인 선택을 하거나 이혼에 이르기도 합니다. 유전성 암을 완벽하게 예방할 방법이 없다는 것도 유전자 검사의 한계로 꼽힙니다. BRCA 보인자의 유방암 및 난소암 예방을 위한 화학적 예방법과 수술적 방법이 암을 완벽하게 예방할 수 있는 것은 아닙니다.

또한 유전자 검사 결과가 유출됐을 때 보험 가입이나 채용 등에서 불이익을 당할 수 있고, 사생활 침해 위험도 있다는 점 역시 고려해야 합니다. 다행히도 우리나라는 아시아권에서 유일하게 유전 정보 보호 및 돌연변이 보인자 차별 금지를 법률로 규정하고 있지만 유전 정보 유출로 사회적 불이익을 받을 가능성이 아예 없다고는 하기 어렵습니다.

그럼에도 저는 유전자 검사의 장점이 더 크다는 의견에 공감합니다. 유전자 검사의 장단점을 잘 인지하고 상담사, 가족과 충분히 논의해 검사 여부를 신중하게 결정하길 바랍니다.

간혹 미성년 자녀도 유전자 검사가 필요하냐고 묻는 환자가 있습니다. BRCA 유전자 변이로 어린 나이에 암이 발생할 확률은 현저히 낮습니다. 따라서 미성년 자녀까지 유전자 검사를 받을 필요는 없습니다. 자녀가 성인이 돼 유전성 유방암, 유전자 검사와 그 결과가 의미하는 바를 이해하고, 스스로 검사 여부를 결정할 때까지 기다리는 것이 좋습니다.

유전자 검사 방법과 비용

유방암이 유전성인지 아닌지 확인하는 유전자 검사는 매우 간단해서 혈액을 10cc 정도 채취하기만 하면 됩니다. 그런데 유전자 검사 결과가 나오기까지는 평균 3~4주 정도로 시간이 좀 걸립니다. 유전자 검사법이 최근 급속도로 발전하면서 정확도가 높아지고, 그 종류도 다양해지고 있습니다. 현재 유전성 유방암의 원인을 확인하는 유전자 검사는 세 가지로 구분할 수 있습니다.

첫 번째는 유전자 염기서열 분석입니다. 이 검사는 가장 많은 원인을 차지하는 BRCA1과 BRCA2 두 유전자를 DNA 상태로 풀어서 DNA 서열을 하나씩 확인하는 방법입니다. 이 검사는 가장 표준적인 검사 방법입니다. BRCA 유전자에서 나타나는 변이의 약 85%는 이 검사로 찾을 수 있습니다. 대개 유전자 검사의 비용들이 만만치 않은데 앞서 언급한 유전성 유방암 고위험군 유방암 환자는 5% 정도만 부담하니까 대략 10만 원의 비용으로 검사를 받을 수 있습니다. 또한 환자 가족 중 유방암에 걸리지 않은 사람도 건강보험의 적용을 받아 환자와 동일한 유전자 변이를 확인하는 검사도 대략 10만 원으로 가능해졌습니다.

두 번째는 MLPA 검사입니다. 이 검사는 분석 방법을 달리하여 하나씩 확인할 때는 보이지 않는 BRCA 두 유전자의 큰 단위 결실이나 중복을 확인하는 방법입니다. 그러나 이 검사는 현재 건강보험이 적용되지 않아서 60만 원 내외의 비용이 들 수 있습니다.

그리고 세 번째는 BRCA1과 BRCA2 두 유전자 외에도 유방암을 포함하여 다른 유전성 암을 일으킬 수 있는 여러 개의 유전자를 확인하는 방법이 있습니다. 이 검사법은 다중유전자패널검사, NGS 검사 등으로 불립니다. 최근 이 분석 방법으로 유전자 검사의 정확도, 분석할 수 있는 유전자 수, 분석 시간 등이 월등히 향상되었습니다. 유방암은 원인 유전자가 BRCA1과 BRCA2 외에 다른 유전자의 변이로도 일어날 수 있고, 어떤 유전자인지에 따라 발병할 수 있는 암종의 위험도도 달라집니다. 검사는 기관마다 유전자 구성이나 비용도 달라질 수 있어 검사 전 전문 유전 상담이 반드시 필요합니다.

MLPA검사와 NGS검사는 비용이 고가여서 선뜻 결정하기 어려울 수 있습니다. 하지만 유전성 유방암을 확인한다는 것은 현재 가능한 모든 방법으로 확인하는 것이므로 매우 중요합니다. 첫 번째 표준 검사에서 유전자 변이가 발견되지 않은 유전성 유방암 고위험군 유방암 환자는 다른 유전자 검사에서 유전자 변이가 발견될 가능성도 있습니다.

유전자 검사 후 사례별 유전 상담

검사 결과 유전자 변이가 발견됐다면?

유방암 환자인 경우 유전성 유방암은 생존율이나 암의 전이 양상에서 산발성 유방암과 큰 차이가 없습니다. 단, 반대쪽 유방이나 난소에 암이 발생할 가능성이 높으므로 유방암과 난소암에 대한 정기 검진을 시행하고, 약물이나 예방적 수술 등 다양한 예방 방법에 대해 유방 전

Dr.'s Advice

유전자 검사 결과를 가족과 공유해야 할까

유전자 검사 결과 유전자 변이 양성 판정을 받았다면 이 내용을 가족과 공유해야 할까요? 가족 내 암 발병을 예방하려면 가족과 결과를 공유하고, 가족에게 유전자 검사를 권유하는 것이 옳겠지만 다른 면도 고려해야 합니다. 가령 가족은 부정적인 결과를 받아들일 마음의 준비가 덜 됐을지도 모릅니다. 또 유전자 변이가 있다는 이유로 이혼에 이르는 부부도 더러 있습니다. 이런저런 사항을 고려하면 결과를 가족과 공유할지 말지 판단하기가 쉽지 않습니다. 혼자 고민하지 말고, 유전 상담사와 충분히 상담해 결정하길 바랍니다.

문의와 충분히 상담합니다. 또한 가족도 유전자 검사를 받을 필요가 있습니다.

유방암 환자가 아닌 경우 BRCA 유전자 변이가 있다는 결과가 나온 사람은 유전성 유방암 및 난소암, 기타 관련 암이 발생할 위험이 매우 높으므로 적극적인 관리가 필요합니다. 유방암과 난소암에 대한 정기 검진을 시행하고, 약물이나 예방적 수술 등 다양한 예방 방법에 대해 유방 전문의와 상담합니다.

검사 결과 유전자 변이가 발견되지 않았다면?

가족 중에도 유전자 변이가 없는 경우 다른 가족의 유전자 변이가 발견되지 않은 상태에서 유방암 환자 본인의 유전자 변이도 발견되지 않았다면 어떠한 결론도 내리기 어렵습니다. BRCA 유전자 외 다른 유전자 변이가 있을 가능성도 무시할 수 없습니다. 만일 가족 중 유방암과 난소암 환자가 많다면 '유전자 패널 검사'를 통해 BRCA 유전자 외 더 많은 유전자를 검사할 수 있습니다.

가족 중 유전자 변이가 있는 경우 유전자 변이가 발견된 가계에서 본인의 유전자 변이는 발견되지 않은 경우입니다. BRCA 유전자 변이가 내게 유전되지 않았고, 내 아이에게도 유전되지 않는다는 뜻입니다. 하지만 이것을 유방암에 절대 걸리지 않는다는 뜻으로 받아들이면 곤란합니다. 이런 경우 유방암 발병 위험도는 일반인과 동일하므로 일반 여성에게 권장하는 유방암 검진 스케줄을 따릅니다.

유전자 변이는 있지만 암과의 관계는 불확실하다면?

유전자 변이는 발견됐지만, 유방암이나 다른 암과의 관련 여부가 명확하게 판명되지는 않은 경우입니다. 향후 연구 결과에 따라 암과의 연관성이 밝혀질 수도 있으므로 예방적 수술 등을 성급하게 결정해서는 안 됩니다.

Dr.'s Advice

유전자 변이 음성 판정 후 심리 문제

유전자 변이가 없다는 결과가 나오면 크게 안도할 것 같지만, 실은 그렇지도 않습니다. 다른 가족에게는 유전자 변이가 있는데, 본인에게서만 발견되지 않으면 일명 '생존자 죄책감(Survivor Guilt)'이라는 것을 경험할 가능성이 있습니다. 이는 전쟁에서 살아 돌아온 군인이 전사한 동료들에게 느끼는 죄책감과 비슷한 감정입니다. 유전자 변이가 있는 가족이 자신에게 반감을 가지지는 않을까, 가족 중 자신만 살아남는 것은 아닐까 하는 두려움을 겪는데, 심하면 정신건강의학과 전문의와 상담이 필요할 수도 있습니다. 물론 가족 구성원 간 유대감이 단단하면 이런 심리 문제를 덜 겪습니다.

유전성 유방암도 예방 방법이 있다

유튜브 강의

유전자 검사 결과 유전자 변이가 있다는 사실을 확인했다면 이제 어떻게 해야 할까요. 유전자 변이는 있지만 유방암은 없는 건강한 여성은 점차 높아질 유방암 및 난소암 발병 위험에 지금부터 철저하게 대비해야 합니다. 유전자 변이가 있는 유방암 환자라면 반대쪽 유방에 암이 생기거나 난소암이 발병할 위험에 대비해야겠지요. 또 가족에게도 유전자 변이가 있는지 확인할 필요도 있습니다.

유전자 변이는 있지만 유방암은 없다면?

BRCA 유전자 변이가 있는 여성은 현재는 건강해도 평생에 걸쳐 유방암과 난소암에 걸릴 위험이 일반 여성보다 상당히 높습니다. BRCA1 유전자 변이가 있는 30세 여성이 40세에 유방암에 걸릴 확률은 평균 10%지만, 70세에는 그 위험이 54%로 높아집니다. BRCA2

유전자 변이를 가진 30세 여성이 70세에 유방암에 걸릴 위험은 45%까지 증가합니다. 일반 여성이 유방암에 걸릴 확률이 3%인 것과 비교하면 위험도가 상당히 높다는 것을 알 수 있습니다.

난소암의 위험도 살펴볼까요. BRCA1 유전자 변이가 있는 30세 여성은 70세까지 살면 난소암 발병 위험이 39%로 높아지고, BRCA2 유전자 변이를 가진 30세 여성의 경우에는 16%입니다. 자세한 데이터는 다음의 표를 참고하세요.

현재 연령에 따른 향후 암 발생 위험도

검사 결과	발생 암	현재 연령	30세	40세	50세	60세	70세
BRCA1	유방암	20세	1.8%	12%	29%	44%	54%
		30세		10%	28%	44%	54%
		40세			20%	38%	49%
		50세				22%	37%
		60세					19%
	난소암	20세	1%	3.2%	9.5%	23%	39%
		30세		2.2%	8.7%	22%	39%
		40세			6.7%	20%	38%
		50세				15%	34%
		60세					22%
BRCA2	유방암	20세	1%	7.5%	21%	35%	45%
		30세		6.6%	20%	35%	45%
		40세			15%	30%	42%
		50세				18%	32%
		60세					17%
	난소암	20세	0.19%	0.7%	2.6%	7.5%	16%
		30세		0.52%	2.4%	7.4%	16%
		40세			1.9%	7%	16%
		50세				5.2%	14%
		60세					9.8%

출처: JCO, 2007

유전자 변이가 있다면 꼭 지켜야 할 생활습관

BRCA 유전자 변이가 있는 여성은 현재 건강할지라도 향후 유전성 유방암이나 난소암에 걸릴 위험이 높다는 사실을 명심해야 합니다. 유전자 변이 자체를 치료할 수는 없지만, 유전성 유방암과 난소암을 예방할 방법은 있습니다.

암 발병 위험성을 낮추기 위해 이제부터라도 건강한 생활습관을 가지려는 노력을 해야 합니다. 다음의 몇 가지 사항을 꾸준히 실천해 보세요.

- ☐ 경구용 피임약 복용이나 폐경 후 호르몬 치료도 기간이 길어지면 유방암 발병 위험을 증가시키므로 피하는 것이 좋습니다.
- ☐ 적정 체중 유지는 암을 예방하는 가장 손쉬운 방법입니다. 특히 폐경 후 체중이 늘지 않도록 주의하세요.
- ☐ 하루 30분 이상, 주 5회 이상 땀이 날 정도로 운동합니다.
- ☐ 금연, 금주는 암을 예방하는 기본 중의 기본입니다. 하루 한 잔의 술로도 유방암 위험이 증가한다는 사실을 잊지 마세요.
- ☐ 건강한 식생활을 유지합니다. 몸에 좋다는 특정 음식을 과다하게 섭취하지 말고, 지방이 적은 음식 위주로 골고루 먹습니다.

유방암과 난소암에 대한 철저한 감시 필요

암의 조기 발견을 위해 철저한 감시를 시작해야 합니다. 다음에 소개하는 스케줄을 따라 정기적으로 암 검진을 받으세요.

- ☐ 만 18세부터 매월 유방암 자가 검진을 시작합니다.
- ☐ 만 25세부터 6개월 간격으로 전문의에게 유방 검진을 받습니다.
- ☐ 만 25~29세에는 매년 유방 MRI 검사를 받습니다.
- ☐ 만 30세부터 유방 X선 촬영과 유방 MRI 검사를 6개월 간격으로 번갈아 시행합니다.
- ☐ 난소암 조기 발견을 위해 만 30세부터 6개월 간격으로 경질초음파 검사와 CA125 혈액검사를 받습니다.
- ☐ 위암 조기 발견을 위해 만 40세부터 1~2년마다 위내시경 검사를 받습니다.
- ☐ 대장암 조기 발견을 위해 만 50세부터 5년마다 대장내시경 검사를 받습니다.
- ☐ 기타 암은 일반적인 암 검진 권고안을 따르세요. 단, 가족력에 특정 암의 발생이 많다면 그 암의 평균 발병 시기보다 5~10년 앞서 조기 검진을 시작할 것을 추천합니다.

유방암·난소암 예방을 위한 암 검진 스케줄

	유전자 변이 보인자	일반인
유방 자가 검진	만 18세부터 매달	만 30세부터 매달
전문의의 유방 진찰	만 25세부터 6개월마다	만 35세부터 2년마다
유방 MRI 검사	만 25세부터 매년	필요시 시행
유방 X선 촬영	만 30세부터 매년	만 40세부터 매년
난소암 검진	만 30세부터 6개월마다	필요시 시행

이 스케줄을 보면 일반인보다 훨씬 이른 나이부터 자가 검진과 유방 영상 검사를 시작한다는 것을 알 수 있습니다.

유방암 위험 50% 낮추는 화학적 예방법

유전자 변이가 있는 여성의 유방암 예방을 위해 쓸 수 있는 대표적인 약제가 타목시펜입니다. 타목시펜은 여성호르몬 분비를 억제함으로써 유방암 재발을 막아주는 약인데, 유방암 고위험군 여성이 복용하면 유방암 발병 위험을 50% 정도 낮추는 효과를 발휘합니다.

난소암 예방을 위한 화학적 방법으로는 피임약 복용이 있습니다. 피임약을 복용하면 난소암 발생률을 50%로 줄이는 효과를 볼 수 있습니다. 단, 이러한 약들을 복용할 때는 부작용에 주의해야 합니다. 복용 전에 전문의와 충분히 상담해 결정하길 바랍니다. 타목시펜의 대표적인 부작용으로는 폐경 증상, 혈전증, 자궁내막암 등이 있습니다. 피임약의 경우 장기 복용 시 유방암 발병 위험이 높아질 수 있습니다.

예방적 유방절제술이 최선일까

앞서 살펴본 것처럼 BRCA 유전자 변이가 있는 여성은 현재는 건강하더라도 추후 유방암에 걸릴 위험이 최대 87%까지 올라갑니다. 이런 위험을 미연에 방지하기 위한 방법이 바로 예방적 수술입니다. 암이 발생할 수 있는 유방조직을 미리 제거함으로써 유방암에 걸릴 위험을 90% 이상 낮추는 방법입니다. 예방적 유방절제술의 적기는 유방암 발병 위험이 본격적으로 증가하는 30대입니다.

아직 생기지도 않은 유방암이 두려워 멀쩡한 유방을 절제해야 하느냐고 물을 수도 있습니다. 유방암은 일찍 발견하면 완치율이 100%에 가까운데, 이런 극단적인 예방법이 필요하느냐고 의문을 던지는 사람도 있습니다. 2013년 할리우드 스타 앤젤리나 졸리가 예방적 유방절제술을 받았을 때도 제게 이런 질문을 던지는 사람이 참 많았습니다. 심지어 의사들이 돈 벌려고 별짓 다 한다는 사람도 있었습니다.

마침 그 무렵 아시아 유전성 유방암 컨소시엄 미팅이 있어 아시아 각국의 유방암 전문가들과 앤젤리나 졸리의 수술에 대해 이야기를 나눌 기회가 있었습니다. 이 배우의 선택이 적절하느냐는 질문에 대부분의 전문가가 "Yes"라고 답했습니다. BRCA1 유전자 변이가 있는 그녀가 70세까지 산다고 가정하면 유방암에 걸릴 위험이 최대 87%지만, 유방절제술을 받으면 그 위험이 10% 이하로 떨어지기 때문입니다.

이 수술로 앤젤리나 졸리가 얻은 심리적 안정감도 결코 무시할 수 없는 부분입니다. 수술 후 그녀는 "이제 우리 아이들은 엄마를 잃을지도 모른다는 걱정을 더는 안 하게 됐다"고 말했습니다. 어머니, 이모, 할머니 등 많은 가족을 유방암과 난소암으로 잃은 그녀가 그간 얼마나 큰 고통과 공포를 느끼며 살아왔는지 짐작하게 하는 말입니다.

이처럼 가족 중에 유전성 유방암 환자가 많고 특히 유방암으로 사망한 가족이 있는 경우, 유전자 변이를 가진 여성의 불안은 매우 클 수밖에 없습니다. BRCA 변이를 가진 한 여성은 유방암 진단을 받자 오히려 기뻐했다고 합니다. 언제 올지 모를 불행을 두려워하며 사느니 차라리 불행과 맞닥뜨리는 편이 낫다는 것이지요. 이렇게 유전자 변이 때문에 불안이나 걱정이 심하다면 앤젤리나 졸리처럼 예방적 수술을 통해 심리적 안정을 찾는 것이 더 나을지도 모르겠습니다.

하지만 모든 BRCA 보인자 여성이 무턱대고 앤젤리나 졸리의 결정을 따라 해서는 곤란합니다. 일단 예방적 유방절제술은 유방암을 100% 예방해주지 못한다는 사실을 인지해야 합니다. 유방을 모두 제거해도 유방암을 완벽하게 예방하지 못하는 이유는 유방조직이 흉벽에 넓게 분포하기 때문입니다. 때로는 유방조직이 겨드랑이, 쇄골 위, 복벽 상부, 유방 주변 피부 등에 존재하기도 하는데, 이런 부위에서 유방암이 생길 가능성은 늘 있습니다.

양쪽 유방을 모두 절제한 후 생기는 상실감도 고려해야 합니다. 유방 절제라는 신체상의 큰 변화는 자존감 상실, 부부관계 변화, 성 트러블 등 다양한 문제를 야기합니다. 물론 유방재건술을 시행할 수도 있지만, 모든 여성이 만족할 만한 결과를 얻는 것은 아닙니다.

한 연구 결과에 따르면 예방적 유방절제술을 시행한 환자 5%가 매우 후회하고 있다고 응답했다고 합니다. 이런 이유로 유방암 전문가들은 예방적 유방절제술을 모든 BRCA 보인자 여성에게 강력하게 권고하지 못하고 있습니다. 예방적 유방절제술은 어디까지나 선택사항이지 필수사항이 아닙니다. 선택은 보인자 여성 자신이 해야 합니다.

유방 전문의, 유전 상담사, 남편을 포함한 가족과 충분히 상의해 결정해야 합니다. 또한 수술 후 본인의 스트레스 정도를 예상하기 위해 우울증, 불안, 낙관, 걱정에 대한 척도를 검사하고, 수술 전 정신건강의학과 전문의와 상담하는 것이 좋습니다.

난소암·유방암 위험 낮추는 예방적 난소절제술

BRCA 보인자 여성이 난소암에 걸릴 위험은 20~40%로, 이는 일반 여성의 수십 배에 달하는 수치입니다. 난소암은 증상이 거의 없어 조기 발견이 어렵기 때문에 진단 시 이미 많이 진행된 경우가 많습니다. 당연히 예후도 좋지 않고요. 예방적 난소절제술은 난소와 나팔관을 제거함으로써 난소암 위험을 97%까지 낮추는 동시에 유방암 위험도 50%까지 경감하는 효과가 있습니다. 또한 난소암과 유방암으로 사망하는 비율도 50% 줄인다는 연구 결과가 있습니다. 따라서 만 40~45세의 출산을 마친 여성에게는 예방적 난소절제술이 적극적으로 권장됩니다.

그러나 결혼을 하지 않았거나 출산 계획이 있는 여성은 예방적 난소절제술을 결정하기가 쉽지 않을 것입니다. 난소 절제 시 난소나 난자를 냉동 보관해두었다가 추후 임신을 시도할 수는 있지만, 이런 방법은 임신 성공률이 그리 높지 않습니다. 일단 난소를 제거하면 생식 능력을 돌이킬 수 없으므로 전문의는 물론 가족과도 충분히 논의해 수술 시기를 결정하길 바랍니다.

예방적 난소절제술로 난소암을 100% 예방하진 못한다는 사실도 고려해야 합니다. 복막에서 암이 발생할 가능성도 2~3% 정도 있기 때문입니다.

난소 절제 후에는 폐경 증상이 나타납니다. 난소절제술로 호르몬 변화가 갑작스럽게 일어나는 만큼 일반적인 폐경보다 증세가 훨씬 심합니다. 대표적인 증세는 안면홍조, 불안감, 우울증, 불면증, 식은땀, 인지 기능 저하 등입니다. 특히 안면홍조가 심한데, 하루에 5~10회, 많게는 30회씩 1~3분 정도 증세가 지속되지만, 다행히 별다른 치료 없이도 3~5년 이내에 완화됩니다. 이 외에도 질과 요도가 건조해지면서 빈뇨증과 성교통이 생기기 쉽고, 장기적으로 심혈관계 질환과 골다공증 등의 위험이 증가합니다.

BRCA 보인자 여성이 예방적 난소절제술을 받은 경우, 폐경 증상을 완화하거나 예방하고자 단기적으로 호르몬 대체요법을 쓸 수 있습니다. 폐경 증상 완화를 위한 호르몬 요법이 유방암 위험을 증가시키는 것은 사실이지만, 만 50세 이전까지는 이 방법이 난소 절제로 유방암을 예방하는 효과를 떨어뜨리지는 않으므로 고려해볼 만합니다. 단, 이 기간에 유방암에 걸리지 않는다는 보장은 없으므로 전문의와 상의해 암 발병을 철저하게 감시해야 합니다. 유방암이 이미 발병한 여성은 당연히 이 방법을 쓸 수 없습니다.

Dr.'s Advice

난소절제술 방법

난소절제술은 복강경으로 진행합니다. 복강경이란 복부를 절개하지 않고 작은 구멍을 뚫어 내시경으로 수술하는 방법이지요. 상처가 적은 만큼 회복이 빨라 대개는 수술한 지 2~3일 후 퇴원할 수 있습니다. 다행히 BRCA 유전자 변이가 있는 여성의 예방적 난소절제술은 건강보험이 적용됩니다.

남성 보인자의 유방암 정기 검진 스케줄

남성 유방암의 주요 원인은 호르몬 불균형과 유전자 변이입니다. 그런 만큼 BRCA 유전자 변이가 있는 남성은 유방암 위험 사실을 인지하고, 정기 검진을 잊지 말아야 합니다. 남성 유방암 위험은 BRCA1 유전자 변이가 있는 경우 0.2~2.8%, BRCA2 유전자 변이가 있는 경우 3.2~12%에 달합니다. 일반 남성의 유방암 발병 위험도 0.1%와 비교하면 매우 높은 수치라는 것을 알 수 있습니다.

BRCA 유전자 변이는 남성의 대장암과 췌장암, 전립선암 위험도 증가시킵니다. 특히 전립선암 위험도는 일반 남성의 수십 배에 이르며, 예후도 일반 남성보다 좋지 않은 것으로 알려져 있습니다.

BRCA 보인자 남성의 정기 검진 스케줄은 다음과 같습니다.

- [ ] 만 35세부터 매월 유방 자가 검진을 실시하고, 매년 임상의에게 유방 진찰을 받습니다.
- [ ] 위암 조기 진단을 위해 만 40세부터 2년마다 위내시경 검사를 합니다.
- [ ] 전립선암 조기 진단을 위해 만 45세부터 매년 직장수지검사와 혈액검사를 통한 전립선특이항원(PSA) 검사를 받습니다.
- [ ] 대장암 조기 진단을 위해 만 50세부터 5년마다 대장내시경 검사를 받습니다.
- [ ] 기타 암은 일반적인 암 검진 권고안을 따릅니다. 단, 가족력에 특정 암의 발생이 많다면 그 암의 평균 발병 시기보다 5~10년 앞서 조기 검진을 시작할 것을 추천합니다.

유전자 변이가 있는 유방암 환자라면?

유방암 환자가 BRCA 유전자 변이 양성 판정을 받았다면 어떤 위험을 예상할 수 있을까요. 이미 유방암에 걸렸으니 유전자 변이가 있고 없고는 중요하지 않다고 생각하겠지만, 사실은 그렇지 않습니다. 유전자 변이가 있는 유방암 환자는 반대쪽 유방에도 암이 생길 위험이 평생 60%에 달하고, 난소암의 위험은 최대 40%에 이릅니다. 또 위암, 대장암, 췌장암 등이 발생할 위험도 일반인의 2~3배 수준으로 높습니다.

유전성 유방암이라고 해서 치료 방법이 크게 다르진 않습니다(치료 방법에 대해서는 PART 3을 참고하세요). 여기서는 특히 유전성 유방암 환자들이 많이 궁금해하는 두 가지 사항을 살펴봅니다.

유방전절제술이 확실한 치료법이자 예방법

BRCA 보인자도 초기 유방암인 경우 유방보존술을 통해 치료 효과를 충분히 얻을 수 있습니다. 하지만 유방보존술로 유방 일부 조직을 남겨두면 같은 쪽에서 유방암이 재발하거나 반대쪽에서 유방암이 발병할 위험이 높아집니다. 타목시펜을 복용하거나 예방적 난소절제술을 시행해 반대쪽에서 유방암이 발병할 위험을 줄일 수는 있지만, 그 효과에는 한계가 있습니다. 따라서 암이 생긴 유방의 전절제술이 가장 확실한 치료법이자 예방법이며, 경우에 따라 반대쪽 유방의 예방적 절제술도 고려할 필요가 있습니다.

최근 젊은 여성들을 중심으로 예방적 절제술을 선택하는 경우가 점점 늘고 있습니다. KOHBRA가 한국유방암학회 산하 25개 병원을 대상으로 조사한 결과, 유방암에 걸린 BRCA 보인자 여성이 반대쪽 유방에 예방적 유방절제술을 시행한 건수가 2013년에는 5건에 그쳤지만, 2017년에는 29건으로 5.8배 증가했습니다. 또한 예방적 난소절제술은 2013년에는 22건에서 2017년에는 79건으로 3.6배 늘었습니다.

다행히도 반대쪽 유방의 예방적 절제술 및 재건술과 예방적 난소절제술이 건강보험 급여에 포함돼 비용 부담도 크게 줄었습니다.

유전성 유방암도 방사선 치료 꺼릴 이유 없어

BRCA 보인자는 방사선에 의해 DNA가 손상되는 경우 이를 복구하는 기능이 현저히 떨어져 있기 때문에 방사선 치료 합병증에 대한 우려가 있을 수 있습니다. 그러나 치료 목적으로 소량 쬐는 방사선이나 X선이 유전성 유방암 환자에게 해가 된다는 보고는 아직까지 없습니다. 따라서 유전성 유방암 환자라고 방사선 치료를 꺼릴 이유는 없습니다.

유전성 유방암이 무엇인지 이해하셨나요? 더 궁금한 점이 있으면 [카카오톡 플러스친구 @대림성모병원 행복한 유방센터]로 문의해주세요. 저자가 직접 답변해드립니다.

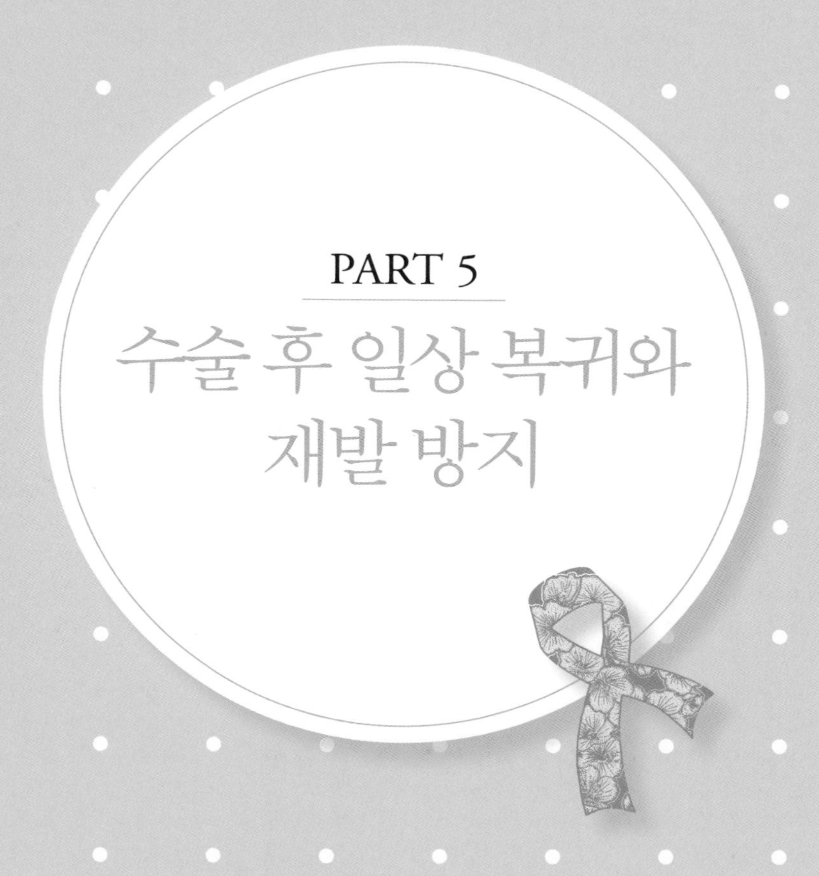

PART 5

수술 후 일상 복귀와 재발 방지

상지 기능 장애, 재활운동으로 예방하자

유튜브 강의

수술 후 통증과 심리적 부담감으로 어깨나 팔을 이전처럼 움직이지 않고 방치하면 상지 기능 장애라는 불청객이 찾아옵니다. 상지 기능 장애는 유방암 환자의 신체활동을 제한할 뿐 아니라 삶의 질을 저하시키는 대표적인 부작용이지만, 운동과 스트레칭을 통해 충분히 예방할 수 있습니다.

치료 후 절반 이상이 경험하는 상지 기능 장애

유방암 수술과 방사선 치료 때문에 환자의 어깨와 팔, 손에 통증, 운동 장애, 부종 등이 나타나는 것을 상지 기능 장애라고 합니다. 유방암 환자 절반 정도가 치료 후 상지 기능 장애를 경험합니다. 상지 기능 장애는 환자에 따라 매우 다양하게 나타나는데, 대표적인 증상은 다음과 같습니다.

대흉근 단축

수술과 방사선 치료 후 절제된 유방 밑에 위치한 대흉근(앞가슴 근육)이 짧아져 상지 움직임에 제한이 생기는 것을 가리킵니다. 어깨를 돌릴 수는 있지만, 팔을 앞으로 올리거나 뒤로 젖히는 동작은 어려움을 겪습니다. 이를 예방하려면 수술 직후부터 가슴 근육을 늘이는 스트레칭을 꾸준히 해야 합니다.

유착성 관절낭염(오십견)

수술 후 통증이 있다는 이유로 어깨 관절을 잘 움직이지 않으면 유착성 관절낭염, 즉 오십견이 올 수도 있습니다. 모든 방향으로 어깨 관절을 움직이기 어려운데, 특히 팔을 들어올리거나 돌릴 때 통증이 심합니다. 증상이 심하면 관절강 내 주사 치료, 온열 치료 등의 물리 치료와 함께 어깨관절운동 치료를 병행합니다.

회전근개 손상

유방암 치료 초기에 앞가슴 근육이 짧아지거나 림프부종이 있는 경우 어깨 주변 근육이 점차 손상될 위험이 있습니다. 잠잘 때나 머리 위로 손을 올리는 동작을 취할 때 앞쪽 어깨에 통증이 발생하고, 심하면 물건을 들어올리는 힘이 약해지기도 합니다.

림프부종

피부조직 사이나 피하지방층에 림프액이 비정상적으로 고이면서 팔 부위에 부종, 피부 변화, 통증, 근력 및 기능 저하 등이 생깁니다. 겨드랑이 림프절 제거술을 받은 환자 10~20%에게서 나타납니다.

근막통증 증후군

목이나 어깨 주변의 근육에 생기는 근육통을 가리킵니다. 유방암 수술 후에는 앞가슴 근육이 짧아지고, 수술 부위를 보호하기 위해 환자가 은연중 평소와 다른 자세를 취하면서 근막통증 증후군이 생기기 쉽습니다. 지나치게 긴장한 근육 주변으로 압통이 느껴지거나 경련이 있기도 하고, 통증 때문에 어깨관절운동에 제한을 받기도 합니다. 통증 유발점 주사, 온열 치료, 스트레칭 등이 도움이 됩니다.

액와막 증후군

유방암 수술 후 겨드랑이와 팔 안쪽을 따라 팔꿈치 아래쪽까지 피아노 줄처럼 단단한 띠가 생기고, 팔을 바깥쪽으로 들어올리기 어렵다면 액와막 증후군을 의심할 수 있습니다. 이는 림프관과 그 주변 결체조직이 뭉쳐 짧아지면서 나타나는 증상입니다. 전문의와 상의해 스트레칭과 마사지를 꾸준히 하면 대부분 호전됩니다.

유방절제술 후 증후군

유방암 수술 후 나타나는 전형적인 증상입니다. 수술한 쪽의 가슴, 겨드랑이, 팔 안쪽 부위에 감각 저하, 저린 증상, 바늘로 찌르거나 타는 듯한 통증이 나타나는데 시간이 지나면 대개 나아집니다. 간혹 만성 통증으로 진행되거나 증상이 너무 심해진다면 약물 치료, 신경 치료 등을 시행합니다.

운동으로 상지 기능 장애 예방하기

유방절제술 후 상지 기능 장애를 예방하고 수술 이전처럼 팔을 자유로이 움직일 수 있으려면 적절한 운동이 필요합니다. 의료진에게 문의하면 상지 기능 장애를 예방하는 운동법을 교육받을 수 있습니다.

- 운동은 배액관과 봉합사를 제거한 후부터 수술 전 운동 범위를 회복할 때까지 꾸준히 합니다.
- 운동하다가 수술 부위에 통증을 느끼면 자세를 멈춘 채 심호흡을 하고 통증이 사라지면 운동을 다시 시작합니다.
- 항상 양쪽 팔을 함께 운동해 균형을 맞춥니다.
- 피부 이식을 한 경우 의사 지시에 따라 운동을 시행합니다.
- 다음에 소개하는 운동을 각 5회씩, 하루 세 번 시행합니다. 처음에는 가볍게 시작했다가 점차 운동 강도와 범위를 늘려나갑니다.

만세 부르기

서 있는 상태에서 양팔을 쭉 뻗어 머리 위로 올린다.
이 자세를 10초 이상 유지한다.

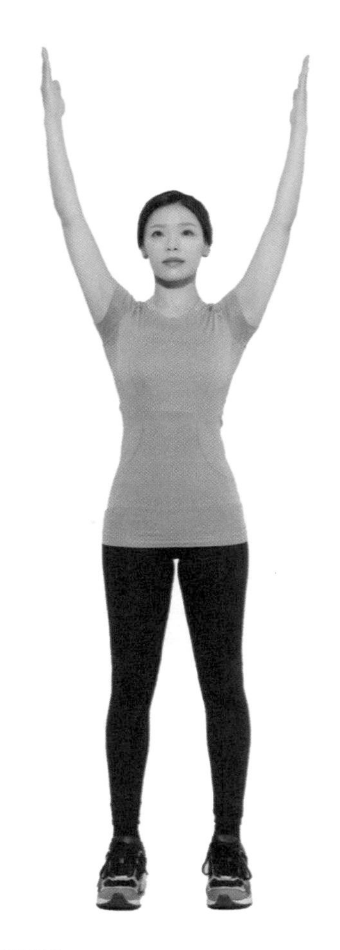

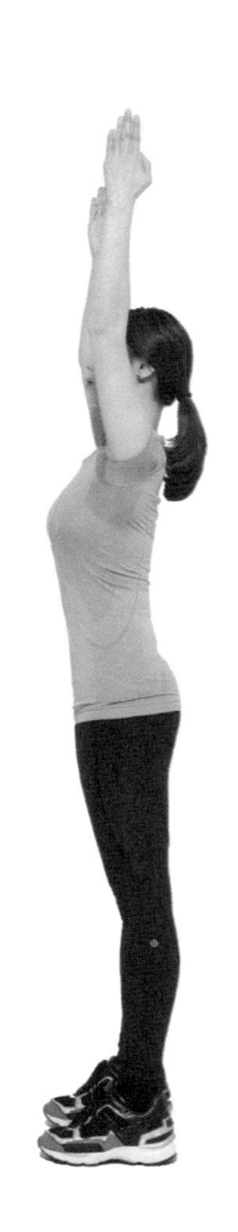

모델 조윤성

팔꿈치 당기기

양손을 머리 뒤로 깍지 낀 후 양 팔꿈치를 가운데로 모은다.
이 자세를 10초 이상 유지한다.

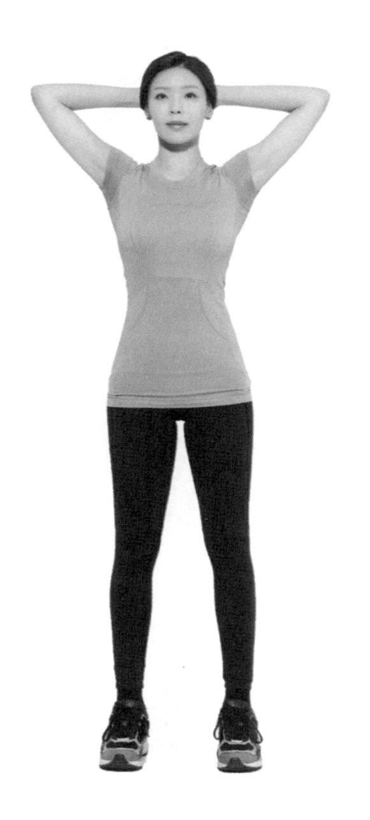

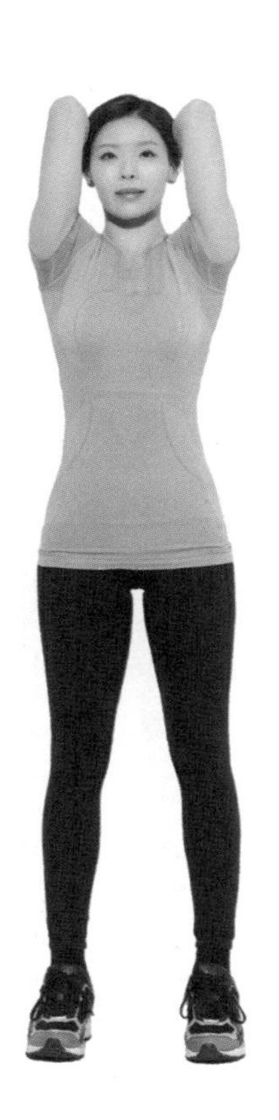

뒤에서 악수하기

양손을 등 뒤에서 잡고 최대한 위로 올린다.
이 자세를 10초 이상 유지한다.

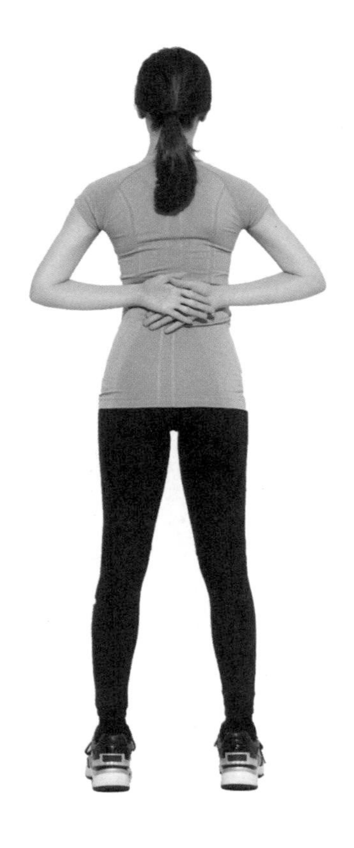

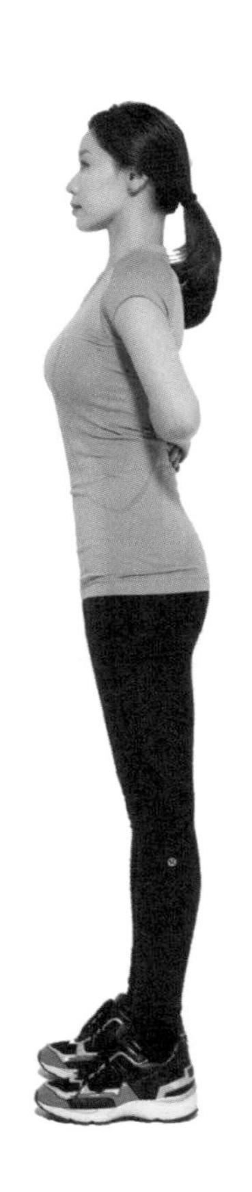

팔꿈치 돌리기

양손을 어깨에 대고
팔꿈치로 원을 그리며 천천히 돌린다.

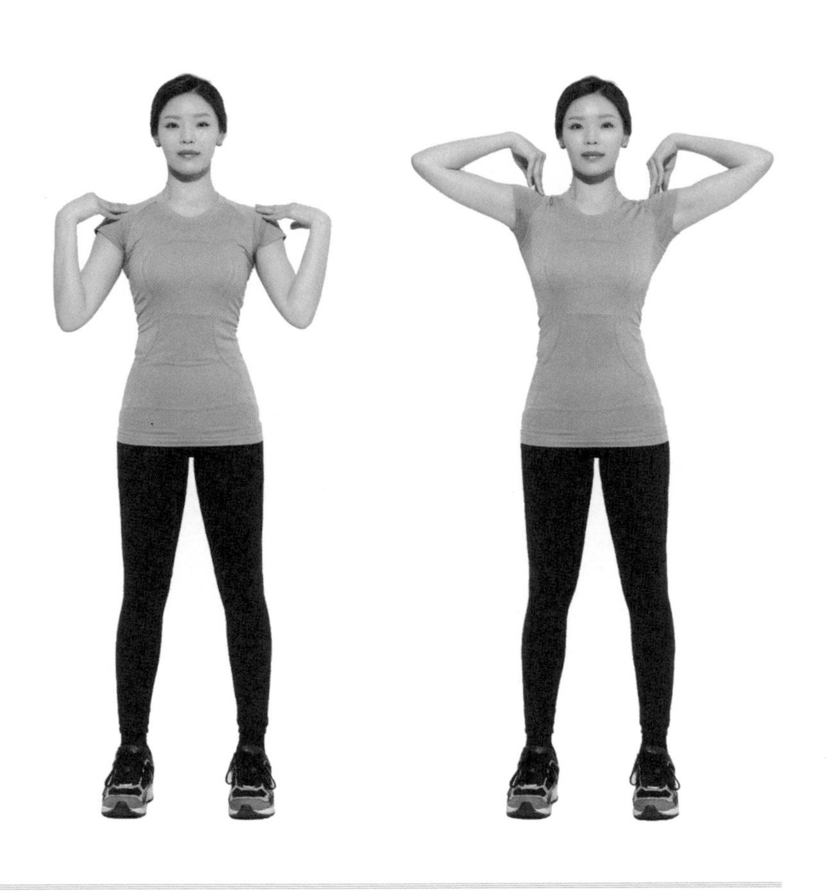

등 뒤로 손잡기

한 손은 허리 위로,
다른 손은 목 뒤로 넘긴 다음 양손을 등 뒤에서 잡는다.
반대쪽도 같은 방법으로 반복한다.
이 자세를 각 10초 이상 유지한다.

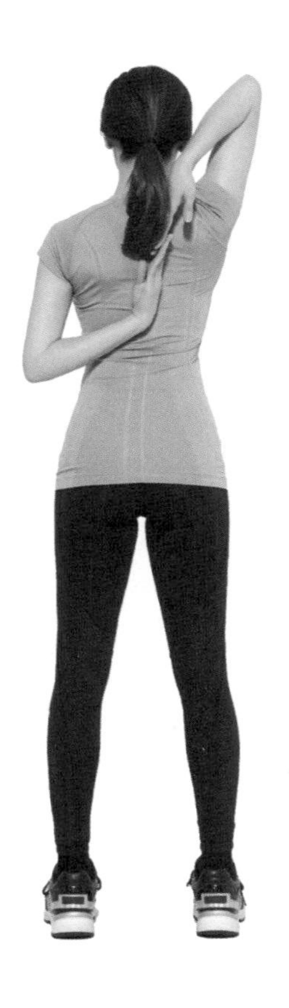

벽 밀기

벽에서 한 발 정도 떨어진 자리에서 벽을 마주 보고 선다.
양손으로 벽을 밀면서 상체를 지지한다.
이 자세를 10초 이상 유지한다.

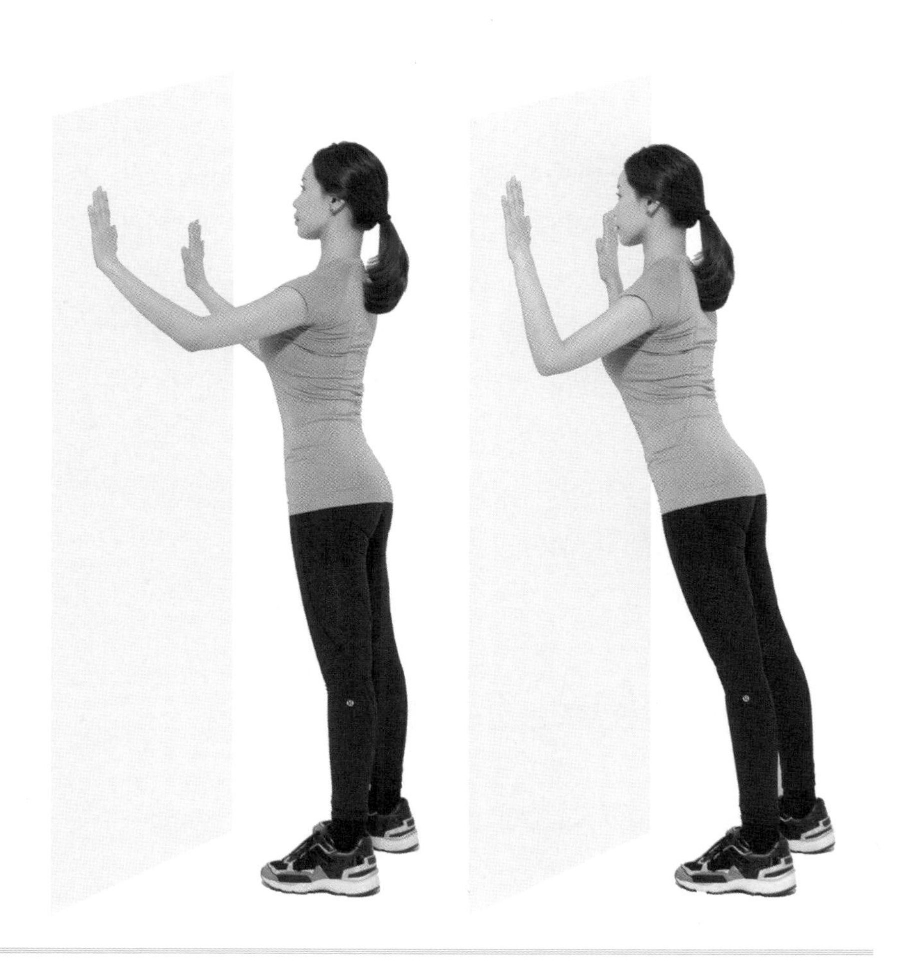

림프부종, 끝까지 관리해야 할 불청객

유튜브 강의

림프부종은 유방암 수술 후 나타나는 후유증 중 하나입니다. 손과 팔이 부어 일상생활이 불편해지고 삶의 질도 떨어뜨리는 질병이지요. 다행히 감시림프절 생검술을 시행한 경우 림프부종이 거의 발생하지 않습니다. 최근에는 감시림프절 생검술이 보편화하면서 림프부종도 많이 줄었습니다. 그러나 겨드랑이 림프절 전이가 있어 겨드랑이 림프절 절제술을 시행한 경우 림프부종이 생기지 않도록 잘 관리해야 합니다. 초기에는 가벼운 운동과 스트레칭만으로 쉽게 관리되지만, 방치하면 만성화해 치료가 어려워집니다.

잘못 관리하면 우울증 부르는 림프부종

겨드랑이 림프절 제거술을 받은 환자의 10~20%에게서 후유증으로 림프부종이 나타납니다. 림프부종은 피부조직 사이나 피하지방층에 림프액이 비정상적으로 고이면서 팔 부위에 부종, 피부 변화, 통증, 염증, 근력 및 기능 저하 등이 생기는 질병입니다.

유방암 수술과 보조 치료만이 유방암 치료의 전부는 아닙니다. 림프부종 역시 유방암 치료의 일부로 받아들여 관리해야 합니다. 림프부종은 생명을 위협하는 질병은 아니지만 통증과 불편함을 초래하고 경우에 따라 우울증이나 대인기피증을 유발할 수 있습니다. 한마디로 삶의 질을 떨어뜨리는 질병이지요. 따라서 겨드랑이 림프절 제거술을 받은 환자는 림프부종을 예방하는 습관을 늘 실천해야 합니다.

림프부종이 가장 많이 나타나는 시기는 수술한 지 2~3년 후입니다. 수술 직후에는 팔이나 어깨를 무리해서 쓰지 않고 안정을 취하지만, 2~3년쯤 지나면 방심해 무거운 물건을 든다거나 무리한 활동을 하기 때문입니다.

림프부종은 만성화하면 치료가 어려우므로 예방과 조기 관리가 무엇보다 중요합니다. 일상생활에서 림프부종을 예방하는 습관을 실천하고, 조금이라도 증세가 나타나면 적절한 조치를 취해야 합니다.

림프부종이 많이 나타나는 경우는 다음과 같습니다.

☐ 제거한 림프절 개수가 많을수록

☐ 환자 체중이 많이 나갈수록

☐ 유방암 진단 시 나이가 많을수록

☐ 방사선 치료를 받은 경우

☐ 주로 사용하는 팔 쪽에 유방암이 생긴 경우

림프부종 예방, 피부 관리부터 자가 측정까지

림프부종은 좋은 생활습관을 통해 충분히 예방하고 관리할 수 있습니다. 일상생활에서 림프관이 손상되는 가장 큰 이유는 감염입니다. 감염은 대개 피부를 통해 이뤄지므로 피부 관리에 각별히 주의해야 합니다.

감염 주의! 피부 관리

- 수술한 쪽 팔을 항상 청결하게 관리하세요. 피부가 트지 않게 보습 관리도 꼼꼼하게 합니다.
- 손톱을 바짝 자르면 상처와 감염의 위험이 있으니 주의합니다. 매니큐어는 발라도 좋지만, 큐티클은 제거하지 마세요.
- 팔이나 손을 다치면 감염 위험이 높아집니다. 정원 일이나 가사를 할 때는 장갑을 착용해 피부를 보호하세요.
- 야외활동을 할 때는 벌레에 물리지 않도록 벌레 기피제를 뿌리고 긴소매 옷을 입습니다.
- 온도 변화가 심하면 부종이나 피부 변화가 생길 수 있으니 사우나를 하거나 뜨거운 물에 몸을 담그는 일도 피하세요.
- 요리할 때 화상을 입지 않도록 조심하세요. 자외선도 피하는 것이 좋습니다. 외출할 때는 양산이나 자외선 차단제를 사용하고, 긴소매 옷을 입습니다.

피부 상처로 병원 진료가 필요한 경우

림프부종은 피부 감염으로 생기는 경우가 많으므로 상처를 입지 않도록 조심해야 합니다. 상처가 났다면 즉시 물과 비누로 상처 부위를 깨끗하게 씻고 항생제 연고를 바르세요. 신체에 다음과 같은 증세가 나타나면 병원 진료를 받아야 합니다.

- ☐ 피부가 붉어지거나 반점이 생길 때
- ☐ 가려움증이나 통증이 있을 때
- ☐ 체온 상승 등 감기 증세가 나타날 때

무리 금지! 일상생활 관리

- 수술 후 팔을 전혀 사용하지 않거나 반대로 무리하게 사용하면 림프부종이 생길 위험이 높아집니다. 팔을 움직이는 강도와 시간을 서서히 늘려가야 합니다.
- 옷이나 장신구는 팔이 조이지 않도록 느슨하게 착용합니다.
- 수술한 쪽 팔로 무거운 물건이나 핸드백을 들지 마세요.
- 오래 앉아 있거나 서 있는 자세는 좋지 않습니다. 장거리 여행처럼 부득이하게 오래 앉아 있어야 하는 상황이라면 팔을 심장보다 높게 두면 도움이 됩니다. 같은 자세로 오래 있거나 팔을 반복적으로 움직이는 일도 피하는 것이 좋습니다.
- 수술한 쪽 팔로 혈압을 재거나 채혈하거나 주사를 맞지 마세요. 침, 뜸, 부황, 물리 치료도 금물입니다.

- 적정 체중을 유지합니다. 지방은 림프관으로 체액이 이동하는 것을 방해하므로 비만하면 림프부종의 위험이 높아집니다.
- 운동을 하거나 비행기를 탈 때는 의사가 처방한 탄력 압박 소매를 착용합니다.

림프부종 조기 발견을 위한 자가 측정

팔이 무겁거나 붓고 조이는 느낌이 들거나 팔 부위가 화끈거리는 느낌이 들 때, 팔 부위를 누르면 쏙 들어간 상태가 지속될 때, 팔의 감각이 예전 같지 않고 움직임이 자유롭지 않을 때 림프부종을 의심해 볼 수 있습니다.

평소 좌우 팔의 두께를 비교해보면 림프부종을 조기 발견하는 데 도움이 됩니다. 일주일마다 같은 시간, 되도록 아침에 좌우 팔의 두께를 줄자로 재되, 늘 같은 부위를 측정해 비교합니다. 양쪽 팔의 두께가 2cm 이상 차이 나면 진료를 받으세요.

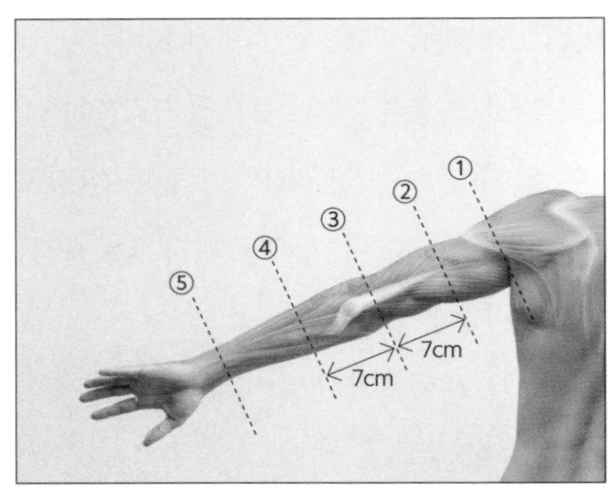

측정 부위
① 겨드랑이에서 ②와 평행한 둘레
② 팔꿈치 관절에서 7cm 위쪽
③ 팔꿈치 관절
④ 팔꿈치 관절에서 7cm 아래쪽
⑤ 손목 관절

운동으로 림프부종 치료하기

림프부종은 초기에 적절하게 치료하면 증상을 완화할 수 있습니다. 초기 림프부종 치료에는 림프마사지, 압박붕대 감기, 운동 요법 등이 효과적입니다. 의료진에게 문의하면 이에 대한 전문 교육을 받을 수 있습니다. 특히 운동은 림프액 흡수와 흐름을 원활하게 하고 근력을 회복하는 데 큰 도움이 됩니다. 초기에 잘 관리하지 않아 만성화가 진행되면 약물이나 수술 치료가 필요할 수도 있습니다.

- 환자 상태에 따라 운동 프로그램이 달라질 수 있으므로 운동 전에 의사와 상담을 해서 운동 방법을 정하는 것이 좋습니다.
- 림프부종이 있는 상태에서 운동할 때는 팔 부위에 압박붕대를 착용하세요. 시중에 파는 압박붕대는 탄력이 강해 림프관 부위를 제대로 압박하지 못하므로 저탄력 압박붕대를 써야 합니다.
- 압박붕대 대신 탄력 압박 소매를 착용하는 경우 팔에 잘 맞지 않으면 오히려 부종을 악화시킬 수 있습니다. 의사와 상의해 적절한 탄력 압박 소매를 처방받으세요.
- 운동하면서 호흡을 일정하게 유지하세요. 호흡이 불규칙하면 근육에 에너지가 잘 전달되지 않고, 혈압이 높아질 수 있습니다.
- 처음에는 무리하지 말고, 점차 운동 횟수와 강도를 늘려가세요.
- 운동을 하는 동안 팔이 붓거나 팔 부위에 압박감이 느껴지면 운동 강도를 낮추고 의사와 상담하세요.

머리 돌리기

고개를 천천히 오른쪽으로 돌린다. 이때 턱과 눈은 수평이 돼야 한다.
반대쪽도 같은 방법으로 반복한다. 각 5회 실시.

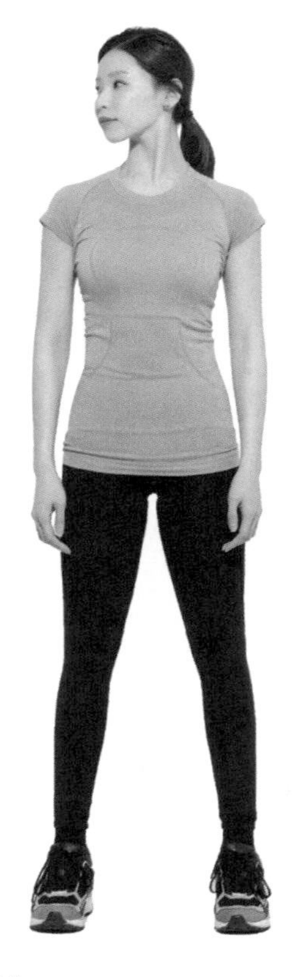

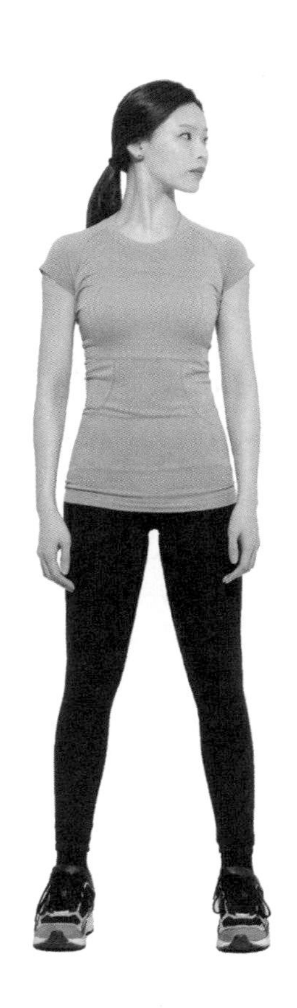

모델 조윤성

목으로 원 그리기

고개를 천천히 오른쪽으로 돌리며 원을 그린다.
반대쪽도 같은 방법으로 반복한다. 각 5회 실시.

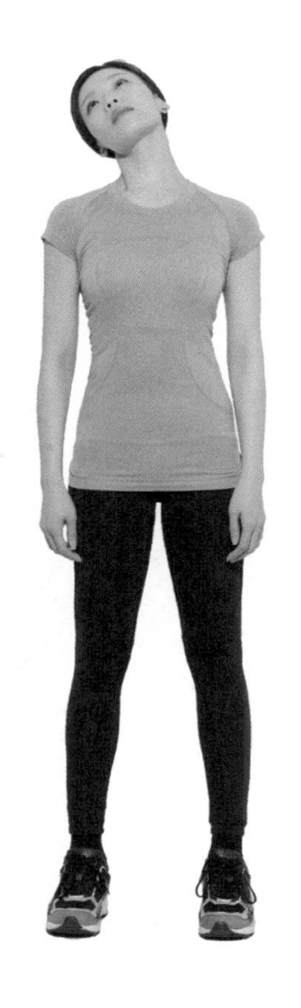

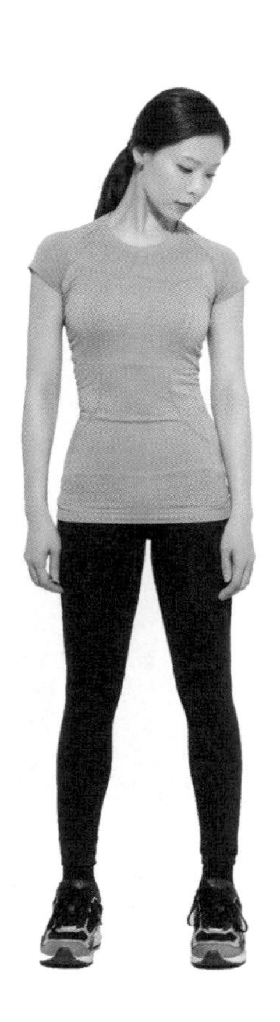

팔로 원 그리기

양팔을 양옆으로 쭉 뻗은 후 앞에서 뒤로 팔을 돌리며 크게 원을 그린다.
같은 방법으로 뒤에서 앞으로도 원을 그린다. 각 5회 실시.

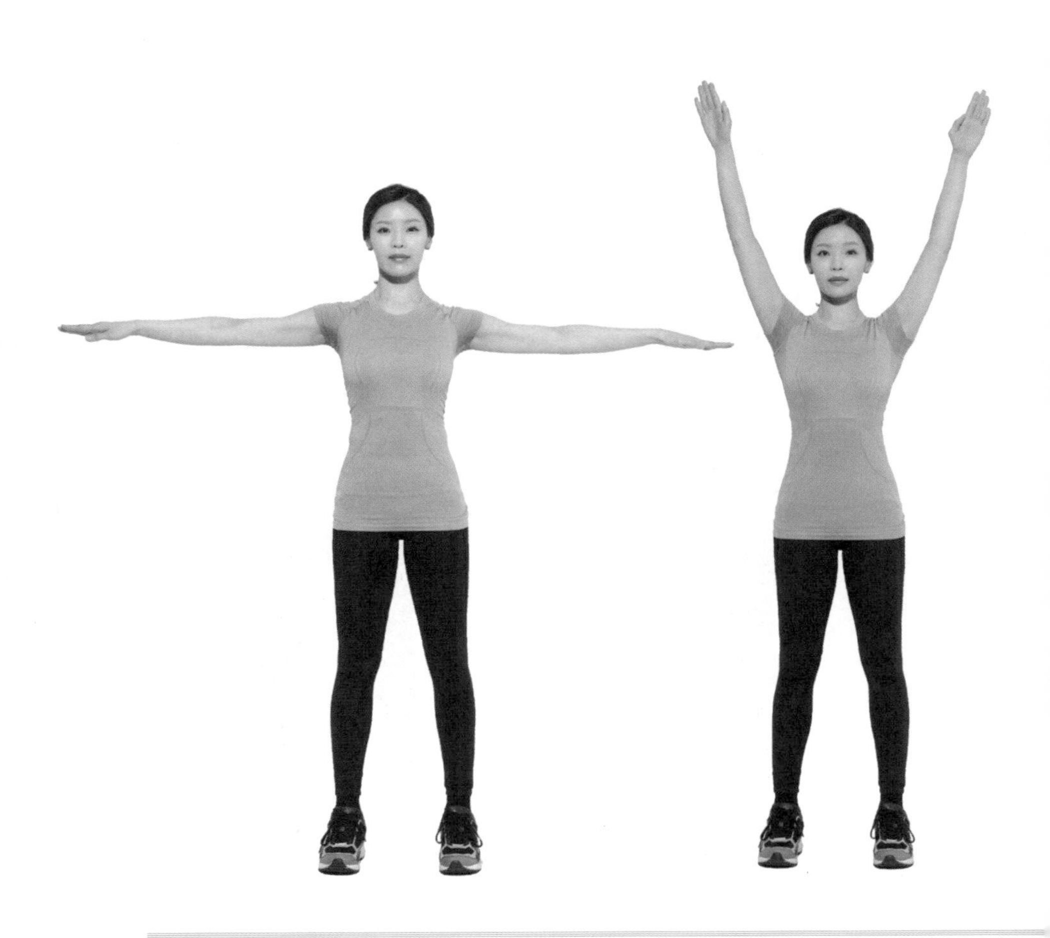

날개뼈 모으기

팔을 들고 팔꿈치를 가볍게 구부린 후 가슴을 앞으로 내밀듯이 해 날개뼈끼리 서로 가까워지게 한다. 10회 실시.

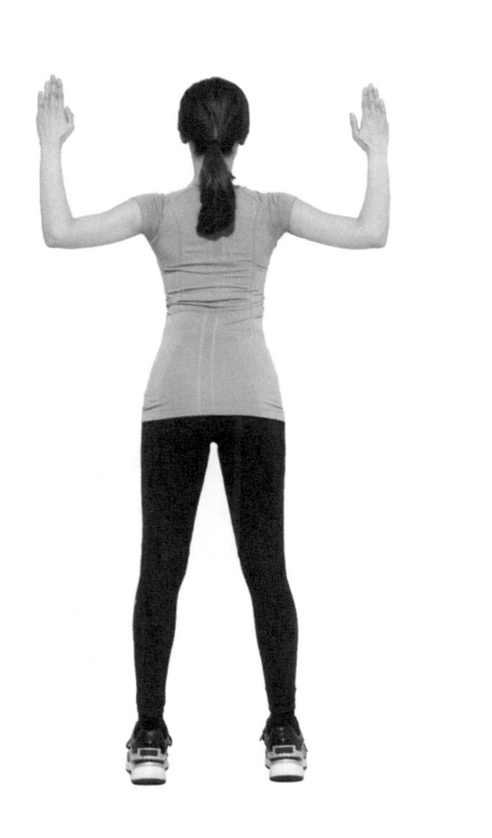

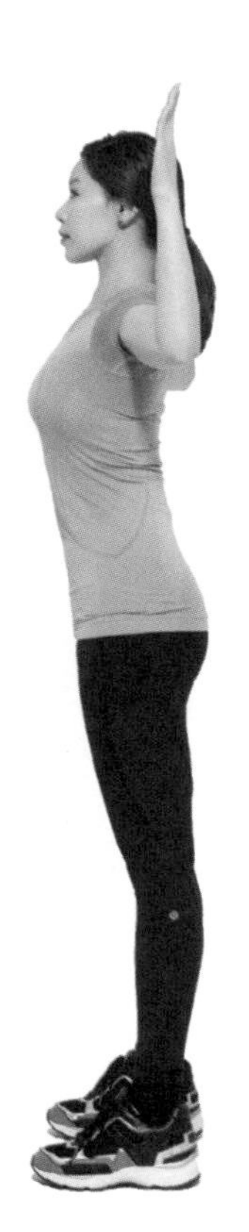

어깨 돌리기

양팔을 양옆으로 쭉 뻗고 손바닥은 바닥을 향하게 한 후
손바닥이 천천히 위를 향하도록 한 다음 처음 자세로 돌아온다. 10회 실시.

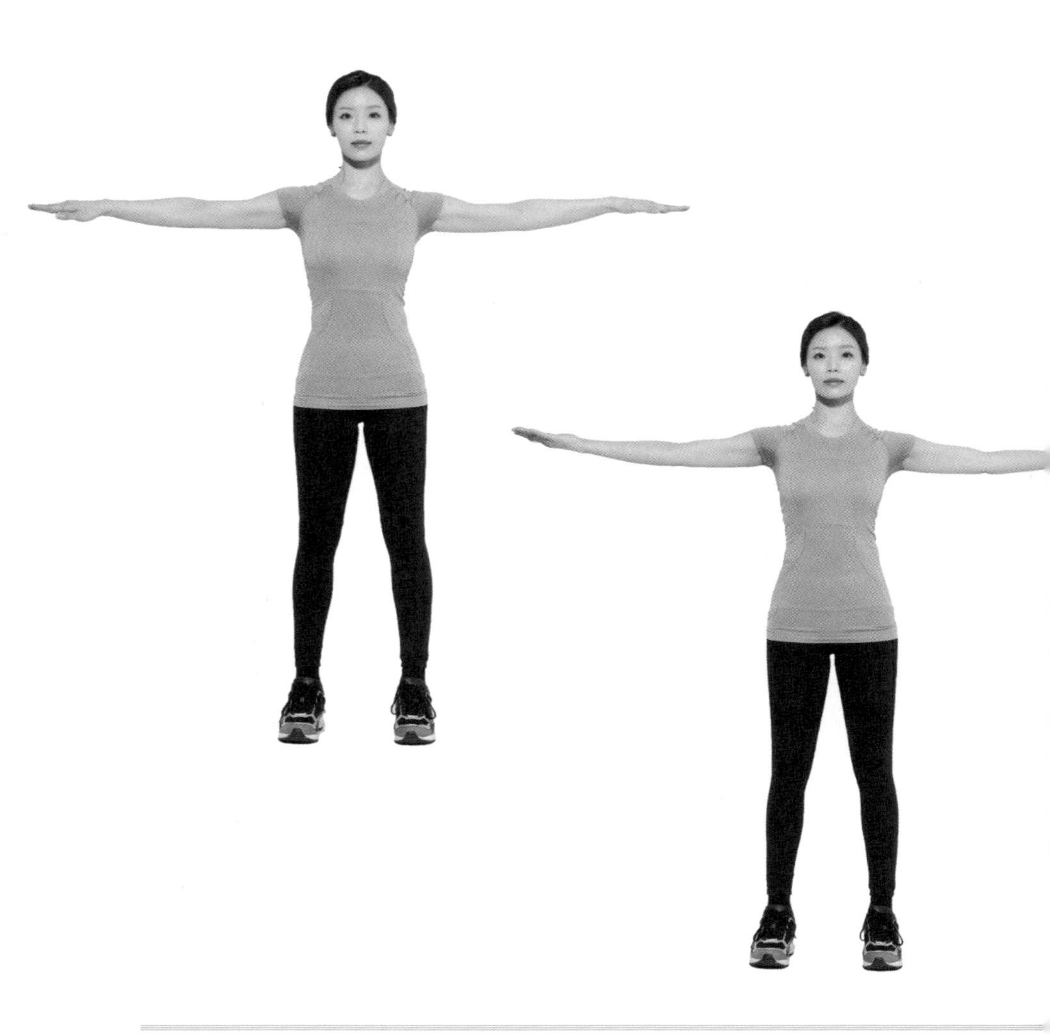

머리 위에서 박수치기

양팔을 양옆으로 쭉 뻗은 후 머리 위에서 손뼉을 친 다음 처음 자세로 돌아온다. 5회 실시.

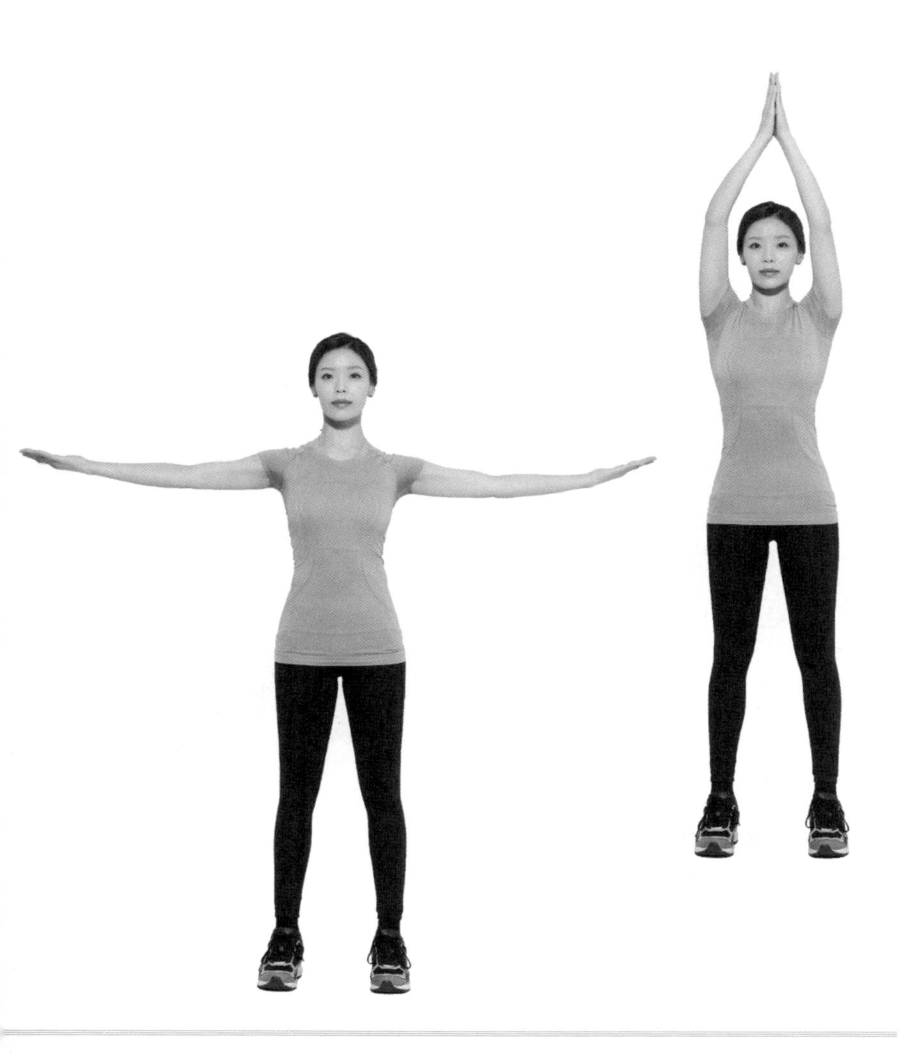

손가락으로 벽 오르기

벽을 마주 보고 선 후 손가락으로 벽을 천천히 더듬어가며 팔을 위로 올린다.
벽을 다 오른 다음에는 손가락을 굽혔다 폈다 하며 손가락운동을 한다. 5회 실시.

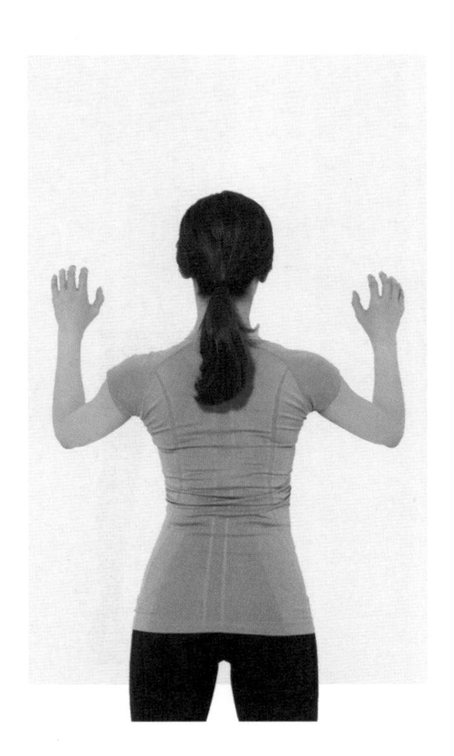

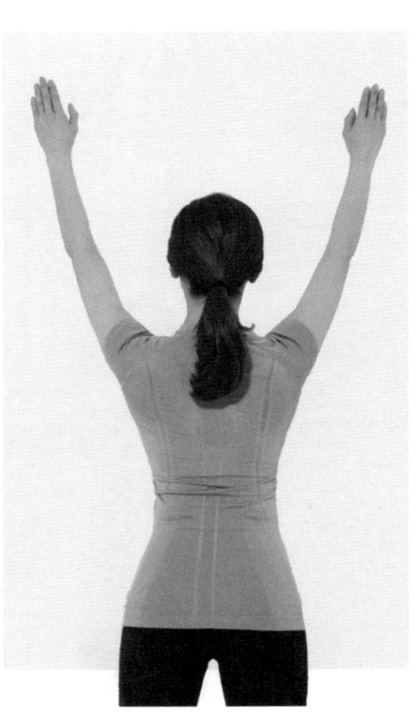

덤벨운동

500g~1kg 정도 되는 아령을 수술한 쪽 손으로 들고 반대쪽 손으로 팔꿈치를 받친 상태에서 천천히 올렸다 내렸다 하는 동작을 반복한다. 10회씩 3세트 실시하되 처음부터 무리하지 말고, 차츰 횟수를 늘려나간다.

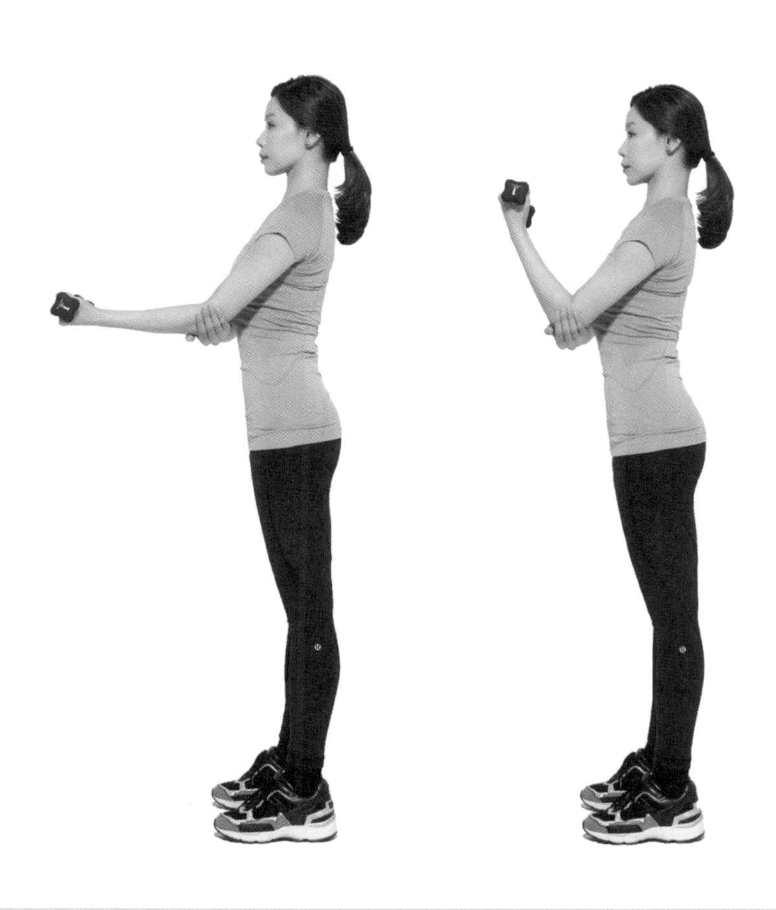

주변의 지지가 유방암 이겨내는 힘이 된다

유튜브 강의

환자 본인뿐 아니라 가족도 유방암 진단 소식에 충격과 혼란, 상실감과 무력감 등을 느낍니다. 하지만 이런 위기가 가족 구성원 간 유대감을 더 단단하게 만드는 기회가 될 수도 있습니다. 유방암 환자의 가족은 유방암을 모두가 함께 싸워 이겨내는 질병으로 인식해야 하며 치료 과정 내내 환자의 든든한 지원군이 돼주어야 합니다.

남편과의 감정 공유가 중요

2017년 대림성모병원이 유방암 환자 358명을 대상으로 '환자와 가족 구성원의 관계'에 대해 설문조사를 한 결과, 유방암 환자의 3분의 1이 투병하는 동안 가족에게 섭섭함을 느꼈다고 응답했습니다. 그 중 시댁에 대한 불만이 가장 컸고(22%), 친정(11.2%), 배우자와 자녀(9.8%)가 뒤를 이었습니다.

이 설문조사에서 특히 눈여겨볼 만한 항목은 유방암과 이혼율의 관계입니다. 우리나라 일반 여성의 이혼율은 4.8%('2016년 혼인·이혼 통계, 통계청')인 반면, 설문조사에 참여한 유방암 환자의 이혼율은 15.3%인 것으로 나타났습니다. 유방암 환자가 일반 여성보다 무려 3배가량 높은 이혼율을 보인 것입니다.

이 조사 결과가 뉴스에 발표되자 댓글이 800건 이상 달릴 정도로 엄청난 반응이 쏟아졌습니다. '아픈 것도 서러운데 이혼까지 당해야 하느냐', '아픈 아내와 이혼하는 남편은 사람도 아니다' 등 온라인에서 남편 성토대회가 뜨겁게 열렸지요.

유방암이 어째서 가족 해체로까지 이어지는 걸까요. 관계가 상당히 안정적이던 부부도 유방암 진단과 수술, 치료 과정에서 발생하는 스트레스로 말미암아 부부 사이가 삐걱거리는 경험을 하게 됩니다. 환자도 힘들지만, 환자의 배우자가 짊어질 책임감과 스트레스도 무척 크지요. 이런 감정을 서로 공유하지 않으면 오해와 불신이 깊어지기 마련입니다. 유방암 진단 전부터 관계가 좋지 못했던 부부야 두말할 나위도 없고요.

부부관계는 암 생존자의 삶의 질에 매우 큰 영향을 미칩니다. 몇몇 연구에 따르면 남편의 지지가 클수록 유방암 환자의 삶의 질도 높아지는 것으로 나타났습니다. 또 다른 연구에서는 암 환자와 그 배우자의 정서적 고통은 매우 긴밀하게 연결돼 있다고 합니다. 따라서 남편은 아내에게, 아내는 남편에게 서로 바라기만 할 게 아니라 먼저 손 내밀고 말을 걸어주어야 합니다.

남편과 아내가 서로에게 무엇을 어떻게 해주면 좋을지 구체적인 방법을 소개합니다.

남편이 아내를 위해 할 일

아내의 말을 잘 들어줍니다 아내가 고통을 호소하면 잘 들어주세요. 어떤 위로를 건넬지 고민할 필요 없습니다. 그저 아내 말에 귀 기울이고 공감하는 것만으로 아내에게 큰 위안이 됩니다.

치료에 적극 동참합니다 수술과 치료 등 중요한 결정을 아내 혼자 내리게 하지 마세요. 아내가 병원에 갈 때 동행하고, 의사와 상담할 일이 있으면 적극 참여합니다. 유방암에 대한 정보를 충분히 습득하고, 이를 아내와 공유하는 것도 중요합니다.

가사와 육아에 참여합니다 그동안 아내가 맡아왔던 일의 상당 부분을 이제 남편이 대신해야 합니다. 치료받느라 지친 아내를 대신해 육아와 가사에 더 신경 쓰세요. 물론 쉬운 일은 아닐 겁니다. 힘들면 주변에 도움을 요청하는 것이 좋습니다. 혼자 도맡다간 금세 지쳐서 자신도 모르게 아픈 아내에게 서운함이나 불만을 내비치게 될지도 모릅니다.

유방암 자가 검진법을 배웁니다 수술과 보조 치료가 끝났다고 안심해서는 안 됩니다. 수술한 지 2~3년 후가 유방암 재발의 고비입니다. 자가 검진과 정기 검진을 철저히 해야 유방암 재발을 막을 수 있지요. 남편이 유방암 자가 검진법을 배워 매달 일정한 날짜에 아내를 도와주면 아내에게 큰 힘이 될 것입니다.

아내가 부부관계를 기피해도 이해합니다 아내는 수술과 치료 과정을 거치면서 심리적·육체적으로 많이 지쳐 있습니다. 이뿐만 아니라 치료 부작용으로 폐경 증세, 질 건조증, 성교통 등이 나타나기도 합니다. 따라서 아내가 부부관계를 기피해도 이해해야 합니다. 단, 애정 표현은 전보다 더 많이 하는 것이 좋습니다.

유방암 수술을 받은 여성 대부분이 성적 매력을 잃었다는 상실감을 느낍니다. 남편이 아내를 무덤덤하게 대하면 더 큰 상처를 받을 수도 있으므로 가벼운 스킨십이나 애정을 담은 말 한마디로 아내의 마음을 보듬어주세요.

아내가 남편을 위해 할 일

남편의 말과 행동에 상처받지 마세요 남편이 아내의 바람만큼 현명하게 대처하지 못하더라도 상처받거나 비난하지 마세요. 남편도 나름 충격이 크다는 것을 잊지 말아야 합니다. 남편에게도 아내의 유방암 진단 소식을 받아들일 시간이 필요합니다.

남편 말고 의지할 만한 친구를 만드세요 남편에게 전적으로 기대고 의지하면 남편도 지칩니다. 때로는 남편 말고 다른 상대를 찾아 고민을 털어놓고 의지해보는 것도 좋습니다. 친정 식구나 친구 등 누구라도 좋습니다.

남편에게 고마움을 표현하세요 남편과 가족이 아내에게 얼마나 큰 힘이 되는지 기회가 있을 때마다 표현해보세요. 아내가 고마움을 표현하면 남편은 더 힘이 날 것입니다.

자녀의 정서를 배려하는 법

우리나라는 30, 40대의 유방암 발병 빈도가 매우 높습니다. 이 연령대는 직장이나 가정에서 한창 왕성하게 일할 시기이기도 하지요. 특히 어린 자녀를 키우는 환자는 자신이 치료를 받는 동안 아이를 어떻게 돌봐야 할지 걱정이 무척 큽니다. 또한 엄마의 유방암에 대해 아이에게 언제, 어떻게, 어디까지 이야기해야 할지도 고민일 것입니다. 행여 자신이 유방암에 걸렸다는 이유로 주변에서 아이를 다른 시선으로 바라볼까 봐 아이는 물론이고 주변에까지 공개하지 않기로 결심하는 환자도 있습니다.

엄마의 유방암 투병이 실제로 아이에게 어떤 영향을 미칠까요. 아이는 자신의 잘못된 말이나 행동 때문에 엄마가 유방암에 걸렸다거나, 유방암이 자기에게도 전염될 수 있다고 오인해 죄책감이나 두려움을 느낄 수 있습니다. 또 엄마가 치료 과정에서 보이는 우울하거나 지친 모습을 자신에 대한 무관심이나 정서적 분리로 오해할 수도 있습니다. 특히 감수성이 예민한 10대 자녀는 더욱 큰 혼란을 경험할 가능성이 큽니다.

따라서 아이에게 무조건 숨기려 하지 말고, 올바른 정보를 제공하는 것이 좋습니다. 또 아이가 자신의 걱정과 두려움을 부모에게 솔직하게 털어놓도록 격려해야 합니다. 그러려면 부모도 아이에게 솔직하게 다가갈 필요가 있습니다. 부모도 두렵지만, 치료에 적극적으로 임할 것이며 완치될 것으로 믿는다고 말해주세요.

아이와 유방암에 대한 대화를 나눌 때 도움이 될 만한 몇 가지 사항을 소개합니다.

- 거짓말로 아이를 안심시키려 하지 마세요. 아이 질문에 성실하게 대답하고, 잘 모르는 부분에 대해서는 잘 모르겠다고 솔직하게 말합니다.
- 치료를 받는 동안 솔직히 힘은 들겠지만, 아빠와 힘을 합해 아이를 잘 돌볼 것이라고 말해줍니다.
- 유방암 발병이 곧 죽음을 의미하진 않는다는 사실을 알려줍니다. 주변에 있는 암 생존자의 사례를 들어 구체적으로 이야기해주세요.
- 아이의 말이나 행동, 생각 때문에 엄마가 유방암에 걸린 것이 아니라고 말해줍니다.
- 사랑하는 사람이 암 진단을 받으면 누구나 화가 나거나 무섭거나 슬픈 감정을 느끼며, 그런 감정은 정상적인 반응이라고 설명해줍니다.
- 치료를 받는 도중에 엄마 모습이 조금 달라질 수 있다고 설명해줍니다.
- 암은 전염되는 질병이 아니라는 사실을 알려줍니다.
- 다른 사람이 엄마에게 무뚝뚝하거나 반대로 지나치게 친절할 수 있다고 말해줍니다. 이러한 태도는 대개 어떻게 해야 할지 모르거나 많이 슬퍼서 보이는 반응이라고도 설명합니다.

- 당분간 가족의 일상생활이 달라질 수 있다고 말해주고 아이가 가정 내에서 해야 할 일이 늘어나거나 바뀔 수 있다는 것을 알려줍니다.
- 아이가 이전부터 해오던 학업이나 취미활동 등을 계속하라고 격려합니다.

직장생활과 유방암 치료, 병행 가능하다

유방암 치료 과정에서 생기는 부작용이나 체력 저하는 개인차가 큽니다. 따라서 모든 유방암 환자가 무조건 안정을 취해야 하는 것은 아닙니다. 오히려 육체활동을 적당히 하는 편이 건강과 활력을 회복하는 데 도움이 되기도 합니다.

환자 상태에 따라 다르지만, 팔을 많이 쓰는 직업만 아니라면 대개는 직장생활과 유방암 치료를 병행할 수 있습니다. 유방암 치료 대부분은 입원할 필요 없이 통원 치료가 가능합니다. 환자들이 가장 걱정하는 것은 유방암 치료 부작용인데, 직장생활이 불가능할 정도로 부작용이 심한 경우는 많지 않습니다. 부작용이 심한 편인 항암 약물 치료도 대개는 약물을 투여한 지 3~4일이 지나면 증세가 호전됩니다. 단, 전이성 유방암 환자는 유방암 진행 정도에 따라 경과가 다양하고, 대다수가 입원 치료를 받기 때문에 직장생활과 치료를 병행하기 어려울 수도 있습니다.

예상되는 어려움을 미리 생각해본다

직장 복귀가 체력 손실이나 스트레스만 남길 것 같다면 당연히 휴식이 더 필요할 것입니다. 그렇지 않다면 체력이나 치료 일정에 무리가 가지 않는 선에서 천천히 복귀를 준비합니다.

직장이나 사회로 돌아갔을 때 어떤 어려움이 있을지 예상해보세요. 걱정되는 점이 있으면 복직 시기를 조절해야 할지 가늠해보고, 가족이나 직장 동료에게 적극적으로 도움을 요청합니다.

- ☐ 지금 직장에 복귀하면 업무 능력 저하, 암 환자에 대한 차별로 힘들까.
- ☐ 상사나 동료의 반응은 어떨까. 유방암 환자에 대한 인식이나 배려가 부족하진 않을까.
- ☐ 환자로서 받아왔던 보살핌을 더는 받지 못해도 심리적·육체적으로 괜찮을까.

유방암 재발 막으려면 스트레스부터 관리하자

유튜브 강의

'스트레스는 만병의 근원'이라는 말은 결코 과장이 아닙니다. 스트레스는 삶의 만족도를 떨어뜨려 우울증을 야기하고 자율신경계, 내분비계, 면역계 기능에 영향을 미쳐 우리 몸이 질병에 쉽게 노출되게 합니다. 특히 유방암은 치료 효과부터 예후에 이르기까지 스트레스의 영향을 많이 받습니다. 스트레스가 유방암에 미치는 영향과 스트레스를 관리하는 요령을 자세하게 알아봅니다.

스트레스 관리가 곧 항암 치료

유방암 환자 가운데 절반 이상이 중증의 스트레스를 겪습니다. 한국유방암학회 조사 자료에 따르면 스트레스 지수 4점 이상의 중증 스트레스를 경험하는 유방암 환자가 50.7%에 달하고, 8점 이상의 심각한 스트레스를 경험하는 경우도 12.7%나 되는 것으로 드러났습니다.

유방암 환자의 스트레스는 진단 결과를 기다리면서 시작됩니다. 행여 암이라는 결과가 나올까 봐, 불안하고 초조해서 잠도 못 이룹니다. 그러다가 암으로 확진되면 처음에는 부정하다가 우울과 불안, 분노, 죄책감 등 다양한 심리를 경험합니다.

유방암은 다른 암보다 예후가 좋은 편이지만, 그렇다고 유방암 환자의 스트레스가 다른 암 환자보다 덜하다고 생각해서는 안 됩니다. 유방암 환자는 치료 과정에서 여성성과 모성을 상실한다는 느낌을 받기 때문에 '배우자나 연인에게 성적 매력을 인정받지 못하면 어쩌나', '엄마로서의 역할을 수행하지 못하면 어쩌나' 하는 불안이 우울감이나 피로감, 대인관계 위축 등 여러 심리 문제로 이어지기 쉽습니다.

또 하나 주목할 점은 유방암 환자 절반 이상이 스트레스를 유방암의 원인으로 꼽는다는 사실입니다. 많은 유방암 환자가 스트레스, 특히 배우자와의 관계에서 오는 스트레스 때문에 자신이 유방암에 걸렸다고 믿습니다. 그리고 이런 생각 자체가 또 다른 스트레스로 이어져 유방암 치료에 악영향을 미칩니다. 스트레스가 암의 재발에 직접적인 영향을 끼친다는 증거는 없지만, 면역 기능을 감소시키고 질병 감수성을 증가시키는 것은 사실입니다. 암 환자가 스트레스를 제대로 관리하지 못하면 유방암 치료 효과에도 부정적인 영향을 미칠 수 있다는 것입니다.

최근 정신종양학 분야의 연구가 활발해지는 이유도 바로 여기에 있습니다. 정신종양학이란 암 환자가 겪는 불면증, 불안, 우울, 인지

장애 등 각종 정신 증상을 조절해 항암 치료 효과를 높이고 삶의 질 향상을 모색하는 학문입니다. 실제로 많은 병원에서 유방암 환자에게 정신건강의학과 치료를 권하고 있습니다. 정신건강의학과 치료에 대한 부정적인 인식을 고려해 정신건강의학과 전문의가 유방외과로 방문 진료를 하는 경우도 있습니다.

나의 스트레스 정도는?

스트레스 정도를 0부터 10까지로 상정합니다. 0은 스트레스가 전혀 없는 상태, 10은 극도의 스트레스 상태라고 할 때 지난 일주일간 자신의 심리 상태가 몇 점에 해당하는지 생각해보세요. 5점 이상이면 상당한 스트레스가 있다는 뜻이므로 전문가 상담을 받아야 합니다.

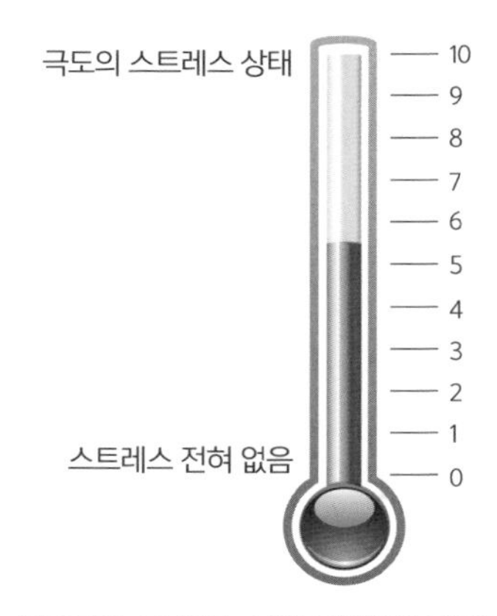

여러분의 스트레스 수준을 측정해보세요!
오늘을 포함해 지난 일주일 동안 스스로 겪고 있는 스트레스가 어느 정도인지 가장 잘 나타내는 점수에 동그라미를 쳐주세요.

스트레스를 효과적으로 다스리는 방법

유방암 사실을 가족에게 숨기지 않는다

2017년 대림성모병원이 분당서울대병원, 한국유방암환우총연합회와 공동으로 유방암 환자 358명을 대상으로 설문조사를 한 결과, 응답자의 30.1%가 유방암 진단을 받은 당일에 가족에게 그 사실을 알리지 못했다고 밝혔습니다. 수술 직전에야 알렸다는 응답은 6.5%, 수술 후에 알렸다는 응답은 1.7%였습니다. 투병 내내 가족에게 알리지 않았다는 응답도 0.8%였습니다.

유방암 진단 사실을 가족에게 알리는 데 시간이 필요했던 이유를

Dr.'s Advice

정신건강의학과 진료의 긍정적인 효과

대림성모병원에서는 유방암 수술 전부터 정신건강의학과 진료를 받도록 하고 있습니다. 수술 전에 문턱을 낮추어야 나중에도 편안하게 정신건강의학과 진료를 받을 수 있기 때문입니다. 이 시기부터 스트레스 관리를 잘한 환자는 적극적이고 긍정적인 자세로 치료에 임할 수 있고, 유방암 치료나 재발 방지에도 좋은 효과를 기대할 수 있습니다.

환자 혼자 힘으로 치료 기간의 스트레스를 효과적으로 관리하기란 쉽지 않습니다. 정신건강의학과 진료를 너무 부정적으로 생각하지 마세요. 스트레스 관리를 치료의 일부로 받아들이고, 정신건강의학과 진료에 적극적으로 임하길 바랍니다.

물었더니 59.8%가 '가족이 받을 충격이 걱정돼서'라고 답했고, 이 외에도 경제적 부담이 돼서(12.9%), 나 자신부터 생각을 정리할 시간이 필요해서(11.9%), 가족 구성원의 삶의 질 저하가 걱정돼서(1.4%) 알리지 못했다는 답이 있었습니다.

또한 응답자의 37.6%는 유방암 진단 사실을 특히 알리고 싶지 않은 가족 구성원이 있다고 답했습니다. 1위는 딸과 부모로 각각 27.5%를 차지했습니다. 딸에게 유방암 소식을 알리고 싶지 않았던 것은 유방암이 유전되지는 않을까 하는 불안감 때문인 것으로 보입니다. 이 밖에 배우자(19.2%), 시댁(13.2%)이라고 답한 경우도 적잖았습니다.

실제로도 가족이 받을 충격과 가족의 삶의 질 저하를 걱정해 치료 시기를 늦추겠다는 환자를 종종 봅니다. 끝내 가족에게 알리지 않은 채 혼자 치료를 받는 환자도 더러 있습니다. 가족에게 유방암 진단 소식을 쉽게 알리지 못하는 마음은 충분히 이해합니다. 그러나 가족의 지지와 도움 없이는 치료 과정을 견디기 어렵다는 사실을 인정해야 합니다. 유방암 진단을 받은 충격과 치료 과정에서 발생하는 스트레스를 혼자 감당하려고 하지 마세요. 가족도 당신이 그러길 바라지 않습니다. 반복해 말하지만, 유방암은 가족이 함께 이겨내야 하는 병입니다.

명상으로 몸과 마음을 다스린다

명상은 스트레스를 관리하고, 긍정적인 마음가짐을 유지하는 데 매우 효과적인 방법입니다. 명상 훈련을 계속하면 자기 신체를 스스로 잘 조절하고 통제한다는 느낌을 받을 수 있고, 통증이나 불편한 감각 등이 완화되는 경험도 할 수 있습니다. 다음의 방법을 따라 하면서 꾸준히 명상을 시도해보세요.

1. 방해받지 않는 조용한 환경에서 편안한 자세로 눕거나 앉아서 눈을 감습니다. 마음속에 떠오르는 고민거리와 잡념에서 벗어나 호흡에만 집중해봅니다.
2. 숨을 들이마시고 내쉬면서 배가 부풀어 오르고 가라앉는 것을 느껴봅니다. 배를 통해 호흡에 집중하는 것이 어려우면 코를 통해 숨이 들어오고 나가는 감각을 느껴도 좋습니다.
3. 자신도 모르게 딴생각이 들면 '아, 내가 집중을 못 하고 있구나!' 하고 알아차리는 것이 중요합니다. 그런 다음 자연스럽게 다시 호흡에 집중합니다.
4. 15분 정도 호흡 명상을 유지하고 마무리합니다.

유방암에 대해 공부한다

자신의 질병에 대해 명확하게 알고 치료 과정을 잘 이해하는 환자는 막연한 공포를 느끼지 않습니다. 현재 자신이 어떤 상태에 있고, 앞으로 어떤 치료를 받을지 정확하게 이해하는 것만으로도 스트레스를 상당 부분 경감시킬 수 있습니다. 또한 향후 치료 과정에도 더 잘 대처할 수 있습니다. 단, 인터넷에 떠도는 출처가 불분명한 정보나 민간요법에 의존하지 않도록 주의해야 합니다.

하루 30분 운동한다

운동은 기분 전환과 몸의 회복에 큰 도움이 됩니다. 팔을 많이 쓰거나 체력에 무리가 가는 운동만 아니라면 암 진단 전부터 즐기던 운동을 계속하는 것이 좋습니다. 이전에 운동을 하지 않았던 환자도 생활 습관을 바꿔 운동을 시작해보세요. 일주일에 4~5일 정도 하루 30분간 가볍게 걷기만 해도 스트레스가 한결 줄어듭니다.

취미활동이나 봉사활동을 즐긴다

취미활동, 봉사활동, 종교활동 등을 하면 기분 전환에 도움이 될 뿐 아니라 성취감도 느낄 수 있습니다. 이전에 하던 활동을 계속해도 좋지만, 새로운 일에 도전하면 더 큰 기쁨과 활력을 느낄 수 있을 것입니다.

잠을 잘 자야 우울감도 사라진다

고민과 걱정으로 잠을 못 이루기도 하지만, 반대로 잠을 이루지 못해 걱정거리가 떠오르는 경우도 많습니다. 잠을 충분히 자야 체력 보충이 가능하고 우울증도 예방할 수 있습니다.

- 밤에 잘 못 잤다고 해서 늦잠을 자지 마세요. 수면 패턴을 바로잡으려면 잠자리에 드는 시간이 아니라 일어나는 시간을 일정하게 조정해야 합니다.
- 낮잠은 30분 이내로 잡니다. 잠을 자지 않더라도 낮에 오래 누워

있으면 밤에 숙면을 취하기 어렵습니다.

- 억지로 잠들려고 노력하지 마세요. 잠들려고 애쓰는 것 자체가 스트레스가 됩니다.
- 몸을 지치게 한다고 잠이 잘 오는 것이 아닙니다. 밤늦게 운동하면 운동신경이 흥분해 오히려 잠이 더 안 옵니다. 잠들기 2~3시간 전에는 신체활동을 줄이세요.

환우회 모임에 참석한다

환우회 모임 참석은 암 전문의들이 환자들에게 적극 추천하는 방법입니다. 암 환자는 세상에서 자신만 고립된 듯한 외로움과 좌절감을 느끼기 쉽습니다. 이럴 때 비슷한 상황에 놓인 환자들을 만나면 공감대를 형성하고 안정감과 소속감을 되찾을 수 있습니다. 질병이나 병원 정보를 공유하고, 회복을 잘하고 있는 다른 환자를 보며 희망과 용기를 얻을 수도 있지요. 대학병원이나 전문병원 대부분이 이러한 환우회 또는 자조 모임 프로그램을 운영하고 있으니 용기를 내 문을 두드려보세요.

정신건강의학과 치료를 받는다

사실 암 환자 대부분은 본인의 의지만으로 스트레스를 관리하기 어렵습니다. 따라서 정신건강의학과 전문의의 도움을 적극 받아들이라고 권하고 싶습니다. 다행히 요즘은 정신건강의학과 진료에 대한 사회 인식이 점차 개선되고 있습니다. 정신건강의학과 진료는 암 재발을 예방하고 향후 건강을 보장하는, 치료의 일부라는 인식을 가져야 합니다.

정신건강의학과에서는 환자의 불안을 효과적으로 해소하기 위한 상담과 긴장을 풀기 위한 이완 요법을 시행합니다. 문제를 해결하려고 애쓰기보다 고통스러운 감정을 있는 그대로 경험하고 받아들이는

Dr.'s Advice

'모범환자 강박증'을 버리자

암 치료 기간에 건강한 생활습관을 유지하는 것은 정말 중요합니다. 그런데 너무 강박적으로 건강관리에 매달리면 오히려 몸에 해로운 경우도 있습니다. 피곤한 날이면 운동을 하루 쉬기도 하고, 때로는 몸에 좋지 않은 음식을 먹을 수도 있는데, 이를 용납하지 못하고 과한 죄책감이나 자책감을 느끼면서 스트레스를 받는 것입니다.

어떤 환자는 강박적으로 긍정적인 감정을 가지려고 노력하기도 합니다. 암 치료에 긍정적인 마음가짐이 도움이 되는 것은 사실이지만, 현실적으로 암 환자가 어떻게 마냥 긍정적일 수 있을까요. 오히려 자신의 감정을 인정하지 않고, 긍정적 감정을 갖기 위해 노력하는 자체가 더 큰 우울증을 부를 수도 있습니다.

그러니 '모범 암 환자'가 되려고 너무 애쓰지 마세요. 슬프면 울고, 힘들 때는 짜증도 좀 내세요. 고통을 혼자 감내하려 하지 말고 주변에 도움을 요청하세요. 여러분은 강철 로봇이 아니라 사람이니까요.

것이 중요하기 때문입니다. 또한 자신의 못된 성격 때문에, 배우자가 스트레스를 유발했기 때문에 암에 걸렸다는 잘못된 인식을 개선함으로써 환자가 긍정적이고 적극적으로 치료에 임할 수 있게 도와줍니다. 정신건강의학과 진료에서 무조건 약을 처방하는 것은 아니지만, 우울증이나 불면증이 심한 경우 약물 치료도 필요합니다. 항우울제는 환자의 우울이나 불안감을 감소시킬 뿐 아니라 항암 약물 치료 부작용인 오심이나 구토 증세, 만성피로, 식은땀, 안면홍조 등의 자율신경계 항진 증상도 완화해줍니다.

필요하면 가족 상담도 받는다

2017년 대림성모병원이 유방암 환자 358명을 대상으로 '환자와 가족 구성원과의 관계'에 대해 설문조사를 한 결과, 이들의 84.5%가 가족의 스트레스 관리도 필요하다고 응답했습니다. 또한 환자의 가족이 느끼는 스트레스가 5점 이상의 중증일 것으로 예상한 유방암 환자도 76.7%에 달했습니다.

암 환자 가족이 느끼는 스트레스는 환자 본인 못지않습니다. 따라서 가족도 상담을 통해 충격과 스트레스를 관리하는 법을 배울 필요가 있습니다. 이러한 과정을 통해 가족이 유방암에 대한 올바른 인식을 갖게 되면 유방암 환자를 더 잘 돌보는 한편 가족애도 더욱 공고해질 것입니다.

수술 후 성생활과 임신·출산 어떻게 할까

유튜브 강의

유방암은 환자의 성생활에도 큰 변화를 가져옵니다. 수술과 치료 과정에서의 부작용으로 성욕이 감퇴하기 쉽고, 불안이나 우울, 피로감 등 암이 초래하는 정서 반응도 성 건강에 부정적인 영향을 미칩니다. 그러나 이러한 현실적인 어려움이 있다고 해서 성생활이 완전히 불가능한 것은 아닙니다.

적절한 성생활은 유방암 치료에 도움

성관계를 맺으면 여성호르몬이 분비돼 유방암 재발 위험이 높아진다거나 성교를 통해 방사성 물질이 상대에게 전염된다거나 하는 말은 다 근거 없는 낭설입니다. 유방암 환자가 치료 부작용이나 심리 문제로 성관계를 기피하는 경우가 많고, 배우자도 환자인 아내에게 요구하기가 쉽지 않아 성생활에 문제가 생길 가능성은 높지만, 성관계를 절대 해서는 안 된다거나 아예 할 수 없는 것은 아닙니다. 수술 후에도 이전처럼 성생활을 영위할 수 있을 뿐만 아니라 오히려 적절한 성생활은 배우자와의 유대감과 긍정적인 자아 개념을 형성해 정신건강과 유방암 치료에 도움이 됩니다.

한 보고에 따르면 치료를 마치고 5년이 지난 유방암 생존자의 25~75%가 여전히 부정적인 신체상을 가지고 있다고 합니다. 수술이나 치료 때문에 생긴 부정적인 신체상이 꽤 오랫동안 영향을 미친다는 의미입니다. 이런 경우 배우자나 연인과 신체적·정신적 친밀감을 나누는 데 어려움을 겪을 가능성이 큽니다.

특히 배우자나 연인이 없는 유방암 환자일수록 성욕 저하와 성기능 장애를 경험할 가능성이 높다는 점은 20, 30대 유방암 환자가 주목해야 할 부분입니다. 장년층에서도 성욕 저하는 결코 가벼운 문제가 아닙니다. 나이 들면 성욕이나 성에 대한 관심이 사라진다는 잘못된 사회 인식이 장년층의 성욕 저하에 영향을 미칠 수 있습니다.

사실 성욕 저하나 성에 대한 부담감에는 딱히 치료제랄 것이 없습니다. 다만, 유방암 치료로 생기는 신체 및 정서 변화와 성기능 장애를 올바로 인지하고 이해하는 것이 도움이 될 수는 있습니다. 배우자나 연인과 함께 상담을 받아보는 것도 좋은 방법입니다.

항암 약물 치료를 받는 환자, 치료 후 사흘간은 주의

항암 약물은 난소나 내분비계통에 직접 작용하기 때문에 성생활에 큰 영향을 미칩니다. 구토, 오심, 피로감, 탈모 등으로 성욕과 성적 자신감을 잃는 환자도 많고, 난소부전과 조기 폐경을 경험할 가능성도 꽤 높습니다. 그러나 앞서 강조한 대로 성생활이 아예 불가능하거나 성생활을 해서는 안 되는 상황은 아닙니다. 항암 약물 치료를 받으면 사흘간은 질 분비물을 통해 약물이 나올 수 있는데, 이 기간만 주의하면 됩니다.

호르몬 치료를 받는 환자, 성교통 완화 방법

유방암 환자는 질 점막이 위축돼 질 부위의 건조, 자극, 쓰라림 및 성교통을 경험하기 쉽습니다. 일반적인 폐경 증세와도 비슷하지만,

Dr.'s Advice

유방암 수술 후 성관계

유방암 수술을 마치고 나서 체력이 어느 정도 회복되면 성관계를 할 수 있습니다. 그런데 환자 대부분이 지나치게 조심하느라, 또는 육체적·심리적으로 힘들어서 수술 후 성관계를 적극적으로 시도하지 않는 것 같습니다. 진료실에서도 수술 후나 치료 중의 성관계에 대해 질문하는 환자가 거의 없습니다. 고민하지 않아서가 아니라 성생활에 대한 관심과 질문이 부끄러운 것이라고 여기기 때문입니다. 수술 후 환자는 일상으로 건강하게 복귀해야 하고, 성생활도 일상생활의 한 부분입니다. 유방암 치료 부작용으로 성생활에 어려움을 겪고 있다면 주저하지 말고 의사에게 질문하세요. 정신건강의학과 전문의에게 도움을 요청해도 됩니다.

유방암 환자는 이런 증세를 치료 과정에서 갑작스럽게 겪기 때문에 더 큰 불편함을 느낄 수 있습니다. 이런 경우에는 주저하지 말고 의사나 간호사에게 도움을 요청하세요.

성교통 완화에는 주로 수용성 질 윤활제가 쓰입니다. 단, 칸디다 질염에 자주 걸리는 여성이 질 윤활제를 사용하면 질 내 효모가 증가해 질염이 악화될 수 있으므로 주의해야 합니다. 질 건조가 심한 경우 질 보습제를 주 3회 질 내로 삽입하면 도움이 됩니다.

방사선 치료를 받는 환자, 가슴 부위 자극에 주의

방사선 치료는 환자 몸에 비교적 부담이 덜하고 성생활에도 악영향을 미치지 않습니다. 다만, 성관계 시 방사선을 쬐는 가슴 부위에 피부 자극이 가해지지 않도록 조심할 필요는 있습니다.

임신 계획 있다면 유방암 치료 전 준비

유방암 환자가 치료를 마친 후 임신할 가능성은 일반 여성의 절반 수준입니다. 항암 약물 치료를 받는 동안 난소 기능 감소, 배란 장애 등이 발생해 난임이나 불임을 초래할 수 있기 때문입니다. 타목시펜 등 호르몬 치료제를 복용하는 경우에는 태아에게 영향을 미칠 수 있으므로 치료를 마칠 때까지 5년간 임신해서는 안 됩니다. 우리나라 유방암 환자는 40대가 가장 많은데, 유방암 수술을 마치고 5년간 호르몬 치료까지 받고 나면 폐경이 돼 임신 자체가 불가능해지는 경우도 있습니다. 따라서 임신 계획이 있다면 유방암의 재발 가능성과 치료 방법에 대해 담당 의사와 충분히 상담해야 합니다. 필요하면 유방암 치료를 시작하기 전 불임 전문가와 상담해 난자 채취나 수정란 보존 등을 고려할 수 있습니다.

유방암 수술 후 언제 임신을 시도하면 좋을지 명확하게 정해진 바는 없습니다. 타목시펜을 복용하는 경우 수술 후 5년 동안 임신해서는 안 되지만, 그렇지 않다면 대개 수술한 지 2년 후에 임신을 시도하는 것이 안전하다고 할 수 있습니다. 유방암 수술 2년 이내는 재발 가능성이 크고, 임신으로 단기간 여성호르몬 수치가 높아질 우려가 있으므로 권장하지 않습니다.

항암 치료가 태아에게 미치는 영향을 걱정하는 여성도 있을 것입니다. 항암 치료를 마치고 나서 6개월 후면 자연유산이나 태아 기형에 미치는 영향은 거의 없으니 안심해도 됩니다.

대부분의 사람은 유방암 수술 후에는 모유 수유가 불가능할 거라고 생각합니다. 그러나 수술과 치료를 마친 유방에서 모유가 나온다면 수유해도 됩니다. 수술 후 방사선 치료를 받았다면 모유가 전혀 생성되지 않습니다. 물론 반대쪽 유방이 건강하다면 그쪽으로 모유 수유가 가능합니다.

유방암에 좋은 음식, 오해와 진실

유튜브 강의

제가 가장 많이 받는 질문 중 하나가 "유방암 예방(치료)에 어떤 음식이 좋아요?"입니다. 환자들도 "×× 먹어도 되나요?" 하는 질문을 자주 합니다. 그러나 유방암은 특별한 식이요법이 필요한 병이 아닙니다. 음식으로 특정 암을 예방하거나 치료할 수도 없습니다. 유방암과 음식에 관한 여러 오해를 살펴보겠습니다.

유방암 발병 위험 낮추는 식습관

안타깝지만 유방암을 예방해주는 음식은 없습니다. 그런 게 있다면 유방암으로 고통받는 여성도 없겠지요. 유방암을 예방하는 식단은 없지만, 유방암 위험을 증가시키는 식단은 있으니 이를 피하는 것이 중요합니다.

또 하나 강조하고 싶은 점은 예방과 치료는 별개라는 사실입니다.

유방암 환자들은 일반인을 위한 이런저런 건강 정보를 치료 방법으로 받아들이는 경우가 많습니다. 유방암 환자들이 '항암식품', '면역력 강화 식품', '여성에게 좋은 식품'이라는 광고 문구에 현혹되는 것도 이런 이유 때문이겠지요. 이런 식품들은 실제 효능도 없을뿐더러 설령 예방 효과가 있더라도 절대 치료제가 될 수 없습니다.

다음에 소개하는 사항은 건강한 일반인을 위한 식사 지침입니다. 이런 식습관이 유방암을 예방하지는 못하지만, 유방암 발병 위험을 낮출 수는 있습니다.

- 기름기 많은 음식, 햄·소시지·육포 등의 가공육은 유방암 발병 위험을 높인다는 연구 결과가 있으므로 피하는 것이 좋습니다.
- 유제품도 마냥 좋은 식품이 아닙니다. 유제품을 '완전식품'으로 알고 있는 사람이 많은데, 과다 섭취하면 콜레스테롤 수치가 높아지고 비만해지기 쉬워 결국 유방암 발병 위험을 증가시킵니다. 특히 치즈는 유방암 발병과 관련이 있다는 연구 결과가 있는 만큼 과다 섭취하지 않도록 주의해야 합니다. 유제품은 하루에 우유 한 잔이나 치즈 한 장 정도면 충분합니다.
- '면역력을 높여준다' 또는 '여성에게 특히 좋다'고 광고하는 건강 보조식품은 거의 효과가 없다고 보면 됩니다. 음식 하나로 암을 예방할 면역력을 얻을 수는 없습니다. 면역력 키워준다는 효소나 버섯을 구매하는 대신 그 비용으로 운동하세요. 면역력을 키우는 데는 운동이 최고입니다.

- 채소를 충분히 섭취합니다. 여기서 말하는 '충분한 섭취'란 샐러드 접시 두 개를 가득 채운 양을 말합니다. 이렇게 먹기가 쉽지 않은 만큼 주스나 즙으로 채소를 섭취하려는 경우가 많은데, 이는 바람직한 방법이 아닙니다. 주스를 만들거나 즙을 내면 섬유소나 영양소 일부가 파괴되고 고농도의 영양분이 단시간에 체내에 흡수돼 간과 신장에 부담이 됩니다.
- 비타민이 암을 예방한다는 것 역시 근거가 없습니다. 부족하기 쉬운 비타민을 채소와 과일 등을 통해 섭취하려 노력하는 것이 필요할 뿐 비타민제를 따로 복용할 필요가 없습니다.
- 앞서 설명한 대로 술은 유방암 위험을 높이는 대표적인 기호식품입니다. 특히 폐경 후 비만 여성에게는 하루 한 잔도 위험합니다.

암 환자에게 최고의 밥상은?

뭘 먹어야 하느냐는 유방암 환자들의 질문에 저는 늘 똑같이 대답합니다. "특별히 몸에 좋은 걸 찾다가 오히려 탈 나서 오시는 분도 많습니다. 그냥 드시던 대로 드시는 게 가장 좋습니다."

암 관련 책자를 보면 하루에 붉은 고기는 몇 g, 들기름은 몇 숟가락 먹으라는 등 세부적인 지시가 적혀 있습니다. 이런 지시를 일일이 따르다가는 스트레스로 오히려 암이 악화될지도 모릅니다. 심지어 어떤 환자는 책에서 특정 음식을 하루 두 숟가락만 먹으라고 했는데, 모임에서 수다 떨며 먹다 보니 세 숟가락이나 먹었다며 괜찮은지 묻기도 합니다. 일종의 '음식 강박'이 생긴 것이지요. 아무리 몸에 좋은 일이라도 그것이 강박이 되면 스트레스로 작용해 몸에 해롭습니다. 그리고 암에 가장 해로운 것이 스트레스입니다.

차라리 저도 "암 환자에게는 이 음식이 좋으니 하루 한 번 오전 10시에 한 숟가락씩 드세요"라고 말할 수 있었으면 좋겠습니다. 그러면 그 원칙을 지키는 한 환자들이 심리적인 안정을 찾을 수 있을 테니까요. 하지만 불행히도 그런 음식은 세상에 없습니다.

유방암 수술을 마친 환자분이 이런 이야기를 한 적이 있습니다. "선생님, 암 덩어리를 떼어냈으니까 이제 저는 암 환자가 아닌 거죠?" 맞습니다. 암에 걸렸다고 인생이 뒤집어지진 않습니다. 암 재발 위험은 늘 경계해야 하겠지만, 그렇다고 '암 환자로서의 자신'을 너무 의식하진 마세요. '그냥 전에 드시던 대로 드시면 된다'는 말은 이런 맥락에서 나온 것입니다.

유방암 환자도 일반인처럼 '상식적인 식사'를 하면 됩니다. 규칙적으로 삼시세끼를 잘 챙기되 영양소를 고루 섭취합니다. 지나치게 짜거나 맵지 않게 요리합니다. 비만은 유방암 발병 위험을 높이므로 기름기 많은 음식, 튀기거나 볶는 요리, 음주와 과식 등을 피하고 적정 체중을 유지합니다. 유방암 환자가 지켜야 할 식사 원칙은 이 정도입니다.

유방암 환자들이 갖기 쉬운, 음식에 대한 오해들이 있습니다. 몇 가지 예를 읽어보면 알겠지만, 결국 일상적인 식사가 가장 좋다는 이야기입니다. 암 치료에 좋다며 일부러 찾아 먹는 음식은 대개 효과가 없는 정도가 아니라 오히려 몸에 해롭습니다.

- 오메가3 지방산과 비타민제는 항암 약물 치료와 방사선 치료의 효과를 방해할 수 있으므로 치료 도중에 복용해서는 안 됩니다.
- 홍삼은 호르몬 치료의 효과를 떨어뜨립니다. 항암 치료 도중에 홍삼을 복용했다가 간부전이 생긴 환자도 있습니다. 홍삼도 누구에게나 좋은 식품은 아닙니다.
- 녹즙, 미나리뿌리, 신선초, 동충하초, 클로렐라, 상황버섯, 노니주스, 키토산, 스쿠알렌 등 민간요법에 기댄 건강보조식품은 그 효능이 명확하게 밝혀지지 않았습니다. 게다가 항암 치료만으로 이미 환자의 간과 신장은 큰 부담을 받고 있으므로 이러한 고농도 건강보조식품은 절대로 복용해서는 안 됩니다.
- 붉은 고기가 유방암에 좋지 않다는 속설을 믿고 아예 먹지 않는 환자도 있습니다. 하지만 지방이 많지 않은 살코기 부위를 적당량 먹는 것은 오히려 암을 이겨내는 데 도움이 됩니다.
- 커피는 유방암 재발에 영향을 미치지 않습니다. 단, 유방암 치료 부작용으로 골다공증이 있는 경우 하루 세 잔 이상은 피하는 것이 바람직합니다.
- 콩과 유방암의 관계에 대해서는 명확한 결론을 내리기 어렵습니다. 콩에 들어 있는 식물성 에스트로겐인 아이소플라본이 유방암 위험을 낮춘다는 연구 결과도 있지만, 별다른 영향을 미치지

못한다는 의견도 있습니다. 콩을 일상에서 두부, 두유, 청국장 등으로 섭취하는 정도는 괜찮습니다. 그러나 농축액, 분말, 환 등의 고농도 형태로 섭취하는 것은 반드시 피해야 합니다.

- 석류에도 식물성 에스트로겐이 들어 있습니다. 유방암 발병 원인 중 하나가 에스트로겐인 것을 고려하면 석류도 먹지 말아야 한다는 의견이 있지만, 간식 삼아 과육을 먹는 정도는 크게 위험하지 않습니다. 그러나 석류농축액 등 고농도 형태로는 복용하지 말아야 합니다.

다이어트로 유방암 예방하기

유튜브 강의

요즘 누구랄 것 없이 다이어트에 대한 관심이 많은데요. 유방암 환자도 다른 여성들과 마찬가지로 살과의 전쟁을 치르게 됩니다. 암 때문에 사회활동에 제약이 생기고, 항암 및 호르몬 치료로 몸무게가 늘어가기 쉽습니다.

실제로 진료실에서 진료를 하다 보면 대부분의 환자분들이 입원 당시보다 적게는 2~3kg, 많게는 5kg 이상 몸무게가 불어나는 걸 볼 수 있습니다. 비만은 우리의 몸과 마음을 무겁게 한다는 문제가 있지만 유방암 환자에게는 더 큰 문제가 있습니다. 피하에 쌓이는 지방은 우리 몸속의 에스트로겐이라는 여성호르몬을 높입니다. 특히 폐경 후 여성의 경우 대부분의 에스트로겐이 피하지방에서 나오기 때문에 비만은 유방암 재발의 위험 신호일 수 있는 것입니다.

다이어트의 목적을 확실히 하자

다이어트를 준비할 때 첫 번째 중요한 것은 다이어트의 목적을 명확히 하는 것입니다. 내가 왜 다이어트를 하는 것인지에 대한 명확한 목적의식 없이 다이어트를 시작하면 오래 지속하기 어렵습니다. 목적을 명확히 하는 것은 어떻게 보면 다이어트의 당위성을 머릿속에 정리하면서 정신 무장을 하는 단계라고 보면 됩니다. 우리 환우분들에게는 너무나 확실한 목적이 있겠죠? "유방암 재발을 막기 위한 목적"이라고 정신을 무장하시면 되겠습니다. 저는 환우분들께 다이어트가 곧 '항암 치료'라고 말씀드리곤 합니다.

다이어트 목표 세우기

목적을 정한 다음에는 구체적인 목표를 세웁니다. 만약 5kg 감량을 목표로 세웠다면 원하는 몸무게에 도달한 후에는 반드시 요요현상으로 본래 몸무게로 돌아가거나 아니면 오히려 체중이 더 늘게 되는 경험을 많이 해보셨을 겁니다. 그런데 여기서 기억해야 할 것이 있습니다. 우리가 특정한 몸무게에 도달하는 것보다는 '평생 지속 가능한 건강한 생활습관을 갖는 것'이 더 중요한 목표가 되어야 합니다. 체중이 줄고 몸매가 좋아지는 것은 하나의 선물입니다. 건강한 생활습관을 통해 얻어진 자신의 몸무게가 어찌 보면 자신의 적정 체중이라고 생각하는 게 중요합니다.

다이어트는 전문가와 함께

다이어트 식사법은 정말 다양한 방법이 있습니다. 예를 들어, 황제 다이어트, 저탄고지(저탄수화물 고지방) 다이어트, 간헐적 단식 다이어트, 디톡스 다이어트 등 이루 헤아릴 수 없는 다이어트 방식이 나와 있고 더불어 관련된 보조식품도 판매되고 있습니다. 다이어트 방법을 선택할 때 우리가 꼭 고려해야 할 것은 '평생 지속 가능한 방법' 여부입니다. 어떤 방식이든 1, 2주 이상 지속이 불가능하다면 그 방법은 무조건 요요현상을 부르는 방법이라고 할 수 있습니다.

모든 다이어트 방법에 장단점이 있겠지만 어떤 한 가지 방법을 선택하기보다는 여러 가지 방법을 병용해서 사용할 것을 권해드립니다. 필요한 경우에는 다이어트 전문의와 상담해 약물 처방을 받는 것이 도움이 될 수 있습니다. 또한 마음의 병이 있거나 스트레스가 심할 때는 정신건강의학과 전문의나 심리상담사와의 상담을 통해서 근원적인 마음의 문제를 먼저 해결하는 것이 무엇보다 중요합니다.

추천하는 다이어트 식사법

저도 지난 1년간 운동과 다이어트를 통해 10kg 정도의 체중을 줄였습니다. 제가 실천해온 다이어트 방법은 환우분들께도 많은 도움이 될 것 같아 저의 경험을 토대로 말씀드립니다.

일단 세끼 식사를 온전히 하기를 권해드립니다. 그리고 매 끼니가 반드시 단백질이 주식이 될 수 있도록 하세요. 단백질은 고기, 생선, 두부, 달걀 등에서 얻을 수 있습니다. 고기는 당연히 기름이 적은 소, 돼지의 안심이나 닭가슴살 종류가 좋습니다. 닭 안심도 좋습니다. 생선의 경우도 연어, 고등어, 삼치 등 기름기가 적은 어종을 권합니다. 되도록 단백질의 양을 국그릇 크기만큼 준비하셔서 단백질로 배를 채우는 것이 좋습니다. 우리의 주식인 탄수화물은 반 공기 정도가 좋고 백미보다는 당연히 현미나 보리 같은 곡물을 함께 섞어 드시는 것이 좋습니다. 일반적으로 알려져 있듯 아침을 상대적으로 많이 먹고, 점심은 적당히, 저녁은 소식하는 것이 좋습니다. 저녁 식사를 늦어도 7시 이전에 마칠 것을 권합니다.

조리 방법도 중요합니다. 저는 '맵 · 짜 · 튀 · 국'을 주의하라고 말씀드립니다. 매운 음식이나 짠 음식은 소금을 많이 함유하고 있기 때문에 밥도둑이 되어 탄수화물 섭취를 늘립니다. 더불어 고혈압의 원인이 되기도 하지요. 튀긴 음식은 튀김옷 자체에 탄수화물을 많이 함유하고 있고, 튀긴 기름에 함유된 지방 성분은 우리 혈중 콜레스테롤을 높이는 원인이 됩니다. 당연히 비만으로 이어지겠죠. 국물에는 상당히 많은 나트륨이 들어 있기 때문에 이 역시 고혈압의 원인이 될 수 있습니다. 당연히 탄수화물 섭취도 증가합니다. 그렇기 때문에 되도록이면 국물보다는 건더기를 젓가락으로 건져 드시는 것이 여러모로 좋겠습니다.

다이어트에 유용한 팁

1. 단백질을 식단의 중심에 두어라.
2. 탄수화물은 단백질에 어울리는 것으로 절반의 양만 먹기.
3. 비타민은 신선한 채소를 통해 섭취한다.
4. 접시에 먹을 양 덜어서 먹기. 일단 먹기 시작하면 이성을 잃게 된다.
5. 먹을 수 있는 것과 먹지 말아야 할 것을 확실히 구분하자.
6. 맵거나, 짜거나, 튀긴 음식과 국물 피하기.
7. 조리 방법을 연구하자. 삶거나 수비드(Sous Vide, 계산된 온도로 가열해 조리) 방식이 좋다.
8. 직접 음식을 장만하는 것은 다이어트뿐 아니라 정신건강에도 도움이 된다.
9. 외식을 할 경우 가능하면 면보다는 백반을 선택하라. 탄수화물과 나트륨 섭취를 줄일 수 있다.
10. 내일 식사를 반드시 오늘 준비하라. 미리 준비하지 않으면 배달 음식이나 라면에 의존하게 된다.
11. 코스 메뉴를 먹게 될 때에는 되도록 나중에 나오는 밥이나 면을 먹지 않도록 한다.
12. 반드시 벨트를 착용할 수 있는 바지를 입도록 하고, 구멍이 뚫린 벨트를 이용한다. 구멍이 없는 벨트는 본인의 허리둘레를 정확히 측정하기 어렵다.
13. 몸무게의 변화에 일희일비하지 마라. 몸속 수분의 변화에 따라

하루 1kg 정도의 변화도 생길 수 있다. 하지만 이는 실제로 살이 빠지는 것은 아니다.

14. 간식을 줄이려 하지 말고 충분한 식사를 통해 간식이 생각나지 않게 한다.
15. 운동은 반드시 PT(Personal Trainer) 선생님과 함께 하는 게 효과적이다.

누구에게나 위기의 순간은 다가온다

보통 위에서 언급한 식사와 운동을 병행하면 일주일에 500g 정도의 체중이 빠지게 됩니다. 어떤 주는 갑자기 살이 많이 빠지기도 하고 어떤 주는 1~2주 동안 변화가 없는 경우도 있습니다. 큰 변화가 있는 경우는 대부분 나트륨 때문이라고 생각하시면 됩니다. 짠 음식을 먹었을 때 우리 몸에 수분이 쌓이게 되고 당연히 체중이 증가하기 때문에 살이 찐 걸로 오해하기도 합니다. 반대로 술을 많이 먹거나 커피를 많이 마시는 경우 이뇨 작용으로 탈수 현상이 나타나게 되고 몸무게가 1kg가량 줄어들기도 합니다. 하지만 이 경우도 실제 몸무게의 변화라기보다는 수분의 변화라고 보면 됩니다. 결국 그날그날의 갑작스러운 몸무게 변동은 우리가 지방을 빼서 생긴 것이 아닐 수 있습니다.

체중 감량 과정에서 보면 어느 순간 정체기에 빠지기도 하고, 생활습관에 변화가 생겨 체중이 늘기도 합니다. 사실 이런 위기의 순간은 누구에게나 올 수 있고 누구에게나 있을 수 있는 일입니다. 이때를 슬기롭게 대처하지 못하면 다이어트에 실패하게 되고 요요현상(체중이 감량되었다가 원래 상태로 급속히 복귀하거나 그 이상으로 증가하는 현상)을 겪게 되는 것이지요. 어렵게 성공한 다이어트를 수포로 돌리고 싶지 않다면 비만 초기 증상이 나타나기 전에 빨리 대처할 필요가 있습니다. 자신도 모르게 살이 찌기 시작하면 입은 옷의 허리 부분이 꽉 끼는 느낌이 들고 허리벨트 구멍을 늘려 끼워야 하는 경우가 생깁니다. 또한 먹는 음식의 양이 자신도 모르게 늘어나 있습니다. 요요현상의

Dr.'s Advice

다이어트를 하면 좋은 이유

다음은 필자가 살을 빼고 난 후에 느꼈던 소소한 즐거움들입니다. 우리 유방암 환우분들께서도 유방암 재발을 예방하는 큰 목적도 있지만, 이와 더불어 또 다른 즐거움이 찾아온다는 것 잊지 마시고 꼭 성공하시기 바랍니다.

1. 발톱 깎기가 편하다.
2. 벨트 구멍이 넓어지지 않는다.
3. 숨이 덜 차다.
4. 혈압약을 끊거나 줄일 수 있다.
5. 바지가 흘러 내리지 않는다.
6. 코를 골지 않는다.
7. 미각이 돌아왔다.
8. 다리를 꼴 수 있다.

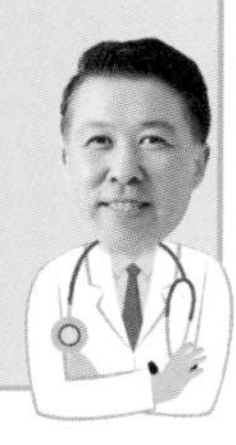

초기에는 몸무게의 변화가 거의 없는데 이는 근육이 지방으로 바뀌면서 우리 몸의 구성이 변하기 때문입니다. 그러므로 이 같은 증상들이 전조 현상처럼 나타나게 되면 자신도 모르는 사이에 체중이 늘게 됩니다.

이 시기를 잘 넘겨야 하는 것은 두말할 필요도 없습니다. 방법은 아주 간단합니다. 새롭게 다이어트를 시작하는 마음으로 앞서 공부한 원칙에 맞추어 다시 시작하는 것입니다. 결국 먹는 양과 방법의 문제이기에 초심으로 돌아가는 것이 무엇보다 중요합니다.

여기까지 간단히 다이어트로 유방암 예방하기를 알아보았습니다. 너무 어렵게 생각하지 마시고 하나하나 따라 하시다 보면 여러분 모두 좋은 결과를 얻으실 겁니다.

재발 조기 발견을 위해 꼭 필요한 정기 검진

유튜브 강의

유방암 수술 후에는 정기적으로 외래를 방문해 검진을 받아야 합니다. 암이 재발하거나 전이되지는 않았는지, 다른 암이 새로 생기진 않았는지, 보조 치료의 부작용은 없는지 확인하기 위해서입니다. 정기 검진이 이런 위험을 예방할 수는 없지만, 조기에 발견하여 더 효과적으로 대처하도록 도울 수는 있습니다.

정기적 추적 검사의 스케줄과 종류

수술 후 재발 발견을 위해 시행하는 검사를 정기적 추적 검사라고 합니다. 검사를 해도 유방암 환자의 생존율을 높이거나 재발을 미리 예상하지는 못합니다. 그러나 치료 가능한 재발을 일찍 발견해 병이 커지기 전에 치료함으로써 환자의 생명을 연장할 수는 있습니다.

일반적으로 유방암 치료 후 처음 2~3년간은 3~6개월 간격, 이후

5년까지는 6개월 간격, 그 후로는 매년 추적 관찰을 받을 것을 권고하고 있습니다.

또 환자가 타목시펜을 복용하고 있다면 부작용이 있는지 확인하기 위해 매년 부인과 검사를 받아야 합니다. 아로마타제 억제제를 복용하거나 난소 기능 억제제를 투여받는 환자는 의사 지시에 따라 정기적으로 골밀도 검사를 받습니다.

어떤 검사를 할까

유방, 가슴 근육, 피부 등 국소 부위에 재발이 있는지 알아보기 위해 의사의 진찰과 유방 X선 촬영, 초음파 검사, MRI 검사를 합니다.

암이 뼈, 폐, 간 등 다른 장기로 전이됐는지 알아보기 위해서는 더 다양한 검사를 실시합니다.

Dr.'s Advice

재발 예방을 위해 정말 필요한 것

유방암 환자들이 가장 두려워하는 것 중 하나가 바로 재발입니다. 그래서인지 치료를 마친 후 자꾸만 병원을 찾아와 검진해달라는 환자들이 있습니다. 시험 자주 본다고 성적이 오르는 것은 아니지요. 마찬가지로 검진을 자주 받는다고 재발을 막을 수는 없습니다. 검진은 의사의 권고대로 스케줄에 맞춰 정기적으로 받으면 됩니다. 재발 예방을 위해서는 검진이 아니라 운동과 건강한 생활습관이 더 중요합니다.

종양표지자 혈액검사 유방암 세포에서 나오는 CEA, CA15-3라는 물질의 혈액 내 수치가 증가했는지 알아봅니다.

간 기능 혈액검사 뼈나 간에 암 전이가 있는지 알아보기 위한 검사입니다.

흉부 폐 사진/CT 폐에 전이가 있는지 관찰합니다.

간 초음파 검사/CT 간이나 복강 내의 전이를 관찰합니다.

뇌 CT/ MRI/PET-CT 증상이 있거나 전이가 의심되는 경우에만 합니다.

이런 증상이 있을 땐 곧바로 병원으로!

정기적 추적 검사가 재발이나 전이를 100% 예측하거나 발견할 수는 없습니다. 통증, 기침, 두통, 멍울 등의 증상으로 재발을 발견하는 경우도 많은 만큼 평상시 자기 몸의 변화를 잘 살펴야 합니다. 다음 증상이 나타나면 정기 검진일이 아니어도 진료를 받아보세요. 대개는 감기나 폐경 증상일 테지만, 조심해서 나쁠 것은 없습니다.

- ☐ 수술한 유방이나 겨드랑이 부위 또는 반대쪽 유방에 혹이 만져지는 경우
- ☐ 수술한 유방의 상처 주변에 염증이 있는 경우
- ☐ 쇄골 위쪽이나 목에 혹이 만져지는 경우
- ☐ 어깨, 가슴, 허리, 골반에 3주 이상 통증이 지속되는 경우
- ☐ 오심, 구토, 설사 등 소화 장애가 며칠 동안 이어지는 경우

- [ ] 식욕이 없고, 체중 감량 노력을 하지 않았는데도 살이 빠지는 경우
- [ ] 생리 주기나 생리량에 변화가 있는 경우
- [ ] 두통, 시력 약화, 어지러움 등이 있는 경우

유방암이 재발하면 어떻게 할까

유튜브 강의

유방암이 가장 많이 재발하는 시기는 수술한 지 1~2년 이내입니다. 이후부터는 재발률이 점차 감소하지만, 수술 5년 후에도 재발이나 전이가 드물지 않게 일어납니다. 유방암 재발은 유방이나 겨드랑이 림프절에서 재발하는 국소·구역 재발과 유방 외 다른 장기로 전이되는 원격 전이 재발로 나뉩니다. 유방암 전이가 잘 이뤄지는 장기는 뼈, 폐, 간 등입니다.

국소·구역 재발, 유방이나 겨드랑이 림프절에서 재발

국소 재발이란 유방암 치료를 받은 쪽의 유방, 가슴 근육, 피부에 암이 재발하는 것을 가리킵니다. 구역 재발은 유방암 치료를 받은 쪽의 겨드랑이 림프절, 쇄골 위아래의 림프절, 내유 림프절 등에 암이 생긴 경우입니다.

국소·구역 재발 환자는 유방 외 다른 장기로 암이 전이되는 원격 전이 재발을 동반하는 경우가 10~30% 정도이며 결국 전신 전이로 진행하는 경우가 많습니다. 따라서 수술, 방사선 치료 등 국소 치료법과 함께 항암 약물 치료, 호르몬 치료, 표적 치료 등 전신 치료를 적극적으로 고려해야 합니다.

구체적인 치료법은 환자가 받은 유방절제술에 따라 조금씩 달라집니다.

유방전절제술을 받았던 환자

유방전절제술을 받았던 환자에게 국소·구역 재발이 생기면 재발 부위를 수술로 가능한 한 완전히 제거하고 나서 방사선 치료를 시행합니다.

유방보존술을 받았던 환자

유방보존술을 받았던 환자에게 국소·구역 재발이 발생하면 유방전절제술을 시행해야 합니다. 단, 재발한 암 크기가 매우 작은 경우 선별적으로 유방보존술을 할 수 있습니다.

1차 유방보존술 후 이미 방사선 치료를 받았으므로 국소·구역 재발이 나타나도 일반적으로 추가 방사선 치료를 시행하지 않습니다. 추가로 방사선 치료를 해야 하는 경우에는 이전의 방사선 양을 고려해 시행합니다.

원격 전이 재발, 유방 외 다른 장기로 전이

유방암 수술 후 원격 전이 재발이 발생한 것은 수술 전부터 암세포가 혈액이나 림프액에 떠다니고 있었기 때문입니다. 만일 항암 약물 치료, 호르몬 치료, 표적 치료 등 전신 요법을 시행한 후 원격 전이 재발이 발생했다면 해당 약제에 암이 내성을 갖고 있다는 의미이므로 적절한 조치가 필요합니다.

호르몬 치료

유방암 전이의 치료는 완치보다는 생존 기간 연장과 삶의 질 향상에 목적이 있습니다. 따라서 항암 약물 치료가 아닌, 독성이 적은 호르몬 치료를 우선적으로 선택합니다. 물론 모든 전이 유방암 환자가 호르몬 치료를 받을 수 있는 것은 아닙니다. 호르몬 수용체 양성이면서 전이 범위가 넓지 않고, 간이나 폐 등에 전이가 없는 경우, 또는 내부 장기 전이가 있더라도 증상은 없는 경우 호르몬 치료를 시행합니다.

호르몬 치료에 사용되는 대표적인 약제는 타목시펜, 아로마타제 억제제, 풀베스트란트(Fulvestrant) 등입니다. 여러 약제를 시도해도 병이 계속 진행되거나 치료 효과가 없으면 항암 약물 치료를 고려합니다.

항암 약물 치료

전이 유방암에 항암 약물 치료를 할 때는 한 번에 두 가지 이상의 약물을 쓰는 병합 요법보다 단일 요법을 먼저 시도합니다. 치료 효과는 병합 요법이 더 좋지만, 순차적으로 단일 요법을 쓰는 것이 부작용이 적고 병의 진행을 늦출 수 있기 때문입니다.

항암 약물 치료 기간은 약물에 대한 반응, 약물 부작용과 환자의 삶의 질을 고려해 결정합니다.

기타 치료

- 전이 유방암 환자가 HER-2 양성이라면 표적 치료가 가능합니다. 일반적으로 트라스투주맙과 퍼투주맙 등의 약제를 많이 사용하며 라파티닙, T-DM1 등도 씁니다.
- 뼈 전이가 있는 환자는 비스포스포네이트(Bisphosphonate)나 데노수맙(Denosumab) 등의 약제를 투여하면 뼈 관련 합병증이나 통증을 덜 수 있습니다.
- 피부 궤양, 출혈, 통증 등의 증상을 완화하기 위해 수술 치료를 시행하기도 합니다. 경우에 따라 방사선 치료를 하기도 합니다.
- 전이 유방암의 증상 완화를 위한 수많은 신약이 개발·등록 중입니다. 여러 약제를 사용했는데도 효과가 없다면 임상 연구에 적극 참여해 신약 효과를 기대해보는 것도 한 방법입니다. 신약 임상 연구 참여에 대해 주치의와 상담해보세요.

치료 경과의 정기적인 평가

전이 유방암을 치료하는 과정에서 현재의 방법이 효과적인지, 아니면 효과 없이 독성만 쌓이게 하는지 알아보기 위해 환자의 증상과 병의 경과를 정기적으로 평가합니다. 평가 결과는 치료 효과가 있는 경우, 치료 효과가 유지되는 경우, 안정적인 경우, 질병 상태가 확실하지 않은 경우, 질병이 진행하는 경우 등 다섯 가지로 구분하며, 이에 따라 치료 지속 여부를 결정합니다.

반대쪽 유방의 암 발병 감시

한쪽 유방암을 치료한 환자의 경우 반대쪽 유방에도 암이 생길 확률은 평생 동안 10~15% 정도입니다. 따라서 반대쪽 유방암 발병을 감시하기 위해 매년 유방 X선 촬영, 초음파 검사, MRI 검사 등을 시행하는 것이 바람직합니다. 증상이 있어 반대쪽 유방암을 발견한 환

Dr.'s Advice

원격 전이 재발의 치료 목표

힘든 수술과 보조 치료를 잘 견뎌오다가 원격 전이 재발이 발견되면 무너지는 환자가 많습니다. 원격 전이 재발이 있을 때는 완치를 기대하기 어려운 것이 사실입니다. 하지만 암의 성장을 늦추기 위한 적절하고 적극적인 치료를 시행하면 장기 생존도 충분히 가능합니다. 치료 목표를 완치가 아니라 생명 연장과 삶의 질 향상에 두고 희망을 잃지 않으면 하루하루가 어느새 한 달, 한 해가 되고 그러다 10년이 될 것입니다. 그러니 용기를 잃지 마세요. 아직은 포기할 때가 아닙니다.

자보다 추적 검사로 발견한 환자가 당연히 예후가 더 좋습니다. 유방암 가족력이 있거나 유방암 발병 연령이 낮은 여성인 경우 반대쪽 유방에도 암이 생길 위험이 높으니 각별히 주의를 기울여야 합니다.

유방암 1차 치료에서 아로마타제 억제제와 타목시펜 등의 보조 치료를 시행하면 반대쪽 유방에 암이 생길 위험을 다소 줄일 수 있다는 보고가 있습니다.

> 유방암 수술 후 무엇을 주의하고 어떻게 유방암 재발을 막을지에 대한 궁금증이 풀리셨나요? 더 궁금한 점이 있으면 [카카오톡 플러스친구 @대림성모병원 행복한 유방센터]로 문의해주세요. 저자가 직접 답변해드립니다.

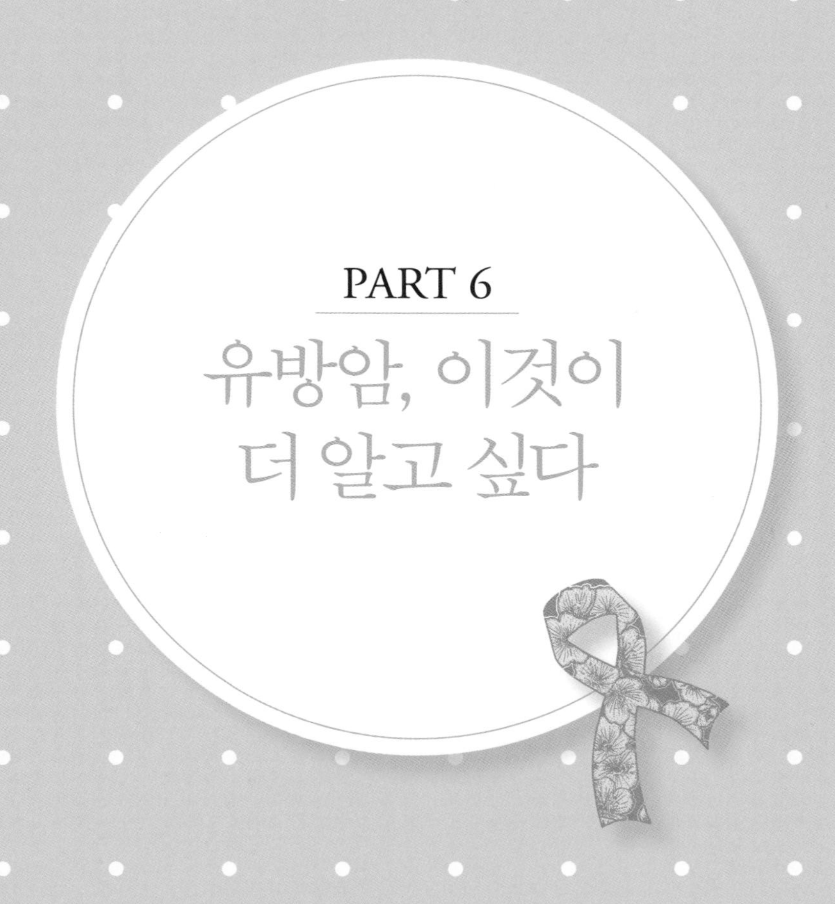

PART 6

유방암, 이것이 더 알고 싶다

유방암 궁금증 30문 30답

Q1. 브래지어 착용이 유방암을 유발한다던데 사실인가요?

A. 브래지어의 와이어가 유방암이나 유방 질환을 유발한다는 보도가 심심찮게 있었습니다. 결론적으로 말하면 유방암은 속옷 착용과 아무런 관련이 없습니다. 단, 자신의 가슴보다 작은 브래지어를 착용하면 혈액 및 림프 순환 장애, 소화 장애 등이 생길 가능성은 있습니다. 반대로 너무 큰 브래지어를 착용해도 가슴의 움직임이 많아져 유방통이 생길 수 있습니다.

Q2. 가족 중 유방암 환자가 없으면 유방암에 걸릴 걱정도 없는 건가요?

A. 유방암 환자의 85%는 가족 중 유방암 환자가 없습니다. 유방암의 가장 큰 위험 요소는 여성이라는 성과 노화, 그리고 건강하지 못한 생활습관입니다. 따라서 가족 중 유방암 환자가 없다고 해서 안심하지 말고, 유방암 정기 검진을 잘 받고 건강한 생활습관을 유지해야 합니다.

Q3. 양쪽 가슴에 섬유선종이 있습니다. 섬유선종이 유방암이 될 수도 있나요?

A. 섬유선종이 유방암으로 악화될 가능성은 매우 희박합니다. 섬유선종 같은 양성종양은 대개 제거하지 않아도 되지만, 혹이 자라는 속도가 빠르거나 혹 때문에 받는 스트레스가 심한 경우에는 제거하기도 합니다. 섬유선종이 한번 생긴 사람은 그렇지 않은 사람보다 또 다른 종양이나 암이 생길 가능성이 높으므로 6개월마다 정기 검진을 받는 것이 좋습니다.

Q4. 타목시펜을 깜빡 잊고 복용하지 않았는데 어쩌죠?

A. 일정한 시간에 복용하는 것이 가장 좋지만, 어쩌다 깜빡했다면 생각이 난 즉시 복용하면 됩니다. 아침에 복용해야 하는데 저녁까지 깜빡하고 있었다면 지나간 복용 시간보다 다가오는 복용 시간이 더 가까우므로 다음 날 아침에 복용합니다.

Q5. 항암 약물 치료 도중에 열이 나면 병원에 오라는데, 가까운 병원 아무 데나 가도 되나요?

A. 발열이 감기 때문이라면 상관없지만, 감염 증상일 수도 있으므로 치료받는 병원에 가는 것이 좋습니다. 정기 검진 역시 기존 진료 기록과 비교해야 검진 효과가 더 높기 때문에 가능하면 수술한 병원에서 검진받을 것을 권합니다.

Q6. 남자도 유방암에 걸리나요?

A. 물론입니다. 남성 유방암은 우리나라 유방암의 0.3% 정도를 차지하며 매년 100명 정도가 진단받고 있습니다.

남성 유방암의 위험 요소는 BRCA 유전자 변이, 클라인펠터 증후군, 에스트로겐 투여, 비혼, 여성형 유방, 간이나 고환 질환, 유방암 가족력, 가슴 부위의 방사선 노출 등입니다. 특히 BRCA 유전자 변이가 있는 남성은 그렇지 않은 남성보다 유방암에 걸릴 위험이 매우 높으므로 만 35세부터 매월 자가 검진을 시작하고, 매년 유방 전문의의 진찰을 받아야 합니다.

남성 유방암의 치료와 예후는 일반 유방암과 크게 다르지 않습니다.

Q7. 항암 약물 치료 도중에 독감 예방주사를 맞아도 될까요?

A. 암 환자는 수술과 항암 약물 치료로 면역력이 떨어져 감염에 매우 취약합니다. 따라서 적극적인 예방접종으로 감염 질환을 예방해야 하며, 이는 환자 가족과 간병인도 예외가 아닙니다.

특히 폐렴, 독감, 대상포진에 대한 예방접종은 꼭 시행하는 것이 좋습니다. 항체가 형성되는 기간을 고려하면 항암 약물 치료를 시작하기 2~4주 전에 접종하는 것이 바람직합니다.

단, 생백신을 사용하는 대상포진 백신은 항암 약물 치료 도중에는 접종을 피하고, 치료를 종료한 3개월 이후에 접종해야 합니다. 이 밖에도 암 환자의 다른 질병과 복용 약물도 고려해야 하므로 예방접종 가능 여부에 대해서는 주치의와 상담하는 것이 좋습니다.

Q8. 폐경 전후로 호르몬 치료 약제가 달라진다던데, 지금 상태가 폐경인지 아닌지 애매해요.

A. 여성이 나이 들면서 난소가 노화돼 기능이 떨어지면 폐경 증상이 나타나기 시작합니다. 대개는 임신, 모유 수유, 약물 복용, 질병 등의 뚜렷한 이유 없이 무월경 상태가 12개월 이상 지속되면 폐경으로 진단합니다. 개인차는 있지만 일반적으로 만 40대 중·후반부터 폐경이 진행됩니다. 자궁적출술 등으로 생리가 없는 경우 호르몬 검사를 통해 난포자극호르몬(FSH) 수치가 30~40mIU/ml 이상이면 폐경으로 진단합니다.

Q9. 항암 약물 치료를 받는 도중에 찜질방에 가도 될까요?

A. 사람이 많이 모이는 곳은 감염 질환의 위험이 있어 피하는 것이 좋습니다. 특히 찜질방은 습기가 많은 환경에서 타인과 수건이나 옷, 슬리퍼 등을 공유하기 때문에 감염 질환의 위험이 더 높으므로 가지 않는 편이 안전합니다.

Q10. 유방보존술 후에 방사선 치료를 안 받아도 되나요?

A. 남아 있는 유방 부위에 암이 재발할 가능성을 무시할 수 없기 때문에 유방보존술을 시행한 환자는 반드시 방사선 치료를 받아야 합니다.

Q11. 모유 수유를 1년 했는데 유방암 위험이 낮아진 거, 맞죠?

A. 유방암 위험을 낮추려면 최소한 18개월 이상 모유 수유를 하는 것이 좋습니다.

Q12. 항암 약물 치료로 머리카락이 너무 많이 빠져요. 좋은 방법이 없을까요?

A. 어떤 환자는 머리카락이 너무 빠져 속상한 마음에 값비싼 두피 보호 제품을 구매하기도 합니다. 하지만 항암 약물 치료로 생긴 탈모에는 값비싼 제품을 쓰나, 값싼 제품을 쓰나 큰 차이가 없습니다. 항암 약물 치료로 머리카락이 빠지는 것을 방지할 방법은 없지만, 한 가지 다행인 점은 돌이킬 수 없는 탈모는 아니라는 것입니다. 약물 치료로 머리카락이 한 올도 남지 않았더라도 치료가 끝나면 대개는 정상으로 돌아옵니다. 다만, 개인에 따라 회복 속도에는 다소 차이가 있습니다.

Q13. 유방암이 있으면 갑상선암도 더 잘 생기나요?

A. 유방암 환자에게 갑상선암 발병률이 높게 나타나는 것은 사실입니다. 그러나 두 질병 사이에 상관관계가 있다기보다 유방암 환자가 갑상선도 검사하는 경우가 많아 갑상선암 발생 빈도가 높게 나타나는 것으로 보입니다.

Q14. 항암 약물도 가격이 천차만별이더라고요. 비싼 약이 효과도 더 좋을까요?

A. 건강보험이 적용되지 않는 비싼 약물을 굳이 쓸 필요는 없습니다. 건강보험이 적용되지 않는 약물은 사망률을 감소시키는 효과가 입증되지 않았다고 봐도 무방합니다. 비싼 약이 효능도 좋을 거라고 막연히 기대하지 말고, 주치의와 상담해 자신에게 가장 효과적인 약물을 쓰길 바랍니다.

Q15. 저체중이면 유방암 사망률이 높다는데, 억지로 체중을 늘려야 할까요?

A. 유방암 진단 당시 BMI(체질량지수)가 18.5kg/m^2 미만인 저체중 여성은 유방암 재발률 및 사망률이 증가한다는 연구 결과가 있긴 합니다. 그러나 유방암 진단 이후 체중이 증가하는 경우에도 재발률 및 사망률이 높아진다고 합니다. 적당한 운동과 균형 잡힌 식사로 자연스럽게 체중이 느는 것은 권장할 만한 일이지만, 일부러 체중을 늘리려 노력할 필요는 없을 듯합니다.

Q16. 유방암 수술 후 5년이 지나면 완치된 건가요?

A. 일부 암이 치료 후 5년이 경과하면 완치로 간주하는 것과 달리 유방암은 그렇지 않습니다. 유방암이 가장 많이 재발하는 기간은 수술 후 2년 이내지만, 수술 10년 후에도 재발할 수 있습니다. 특히 유방보존술을 한 경우 남은 유방에서 유방암이 다시 생길 수 있고, 전신 재발이 나타날 수도 있습니다.

Q17. 조직검사를 하면서 암 조직을 건드리면 암이 더 퍼지나요?

A. 사실이 아닙니다. 이런 속설 때문에 검사를 꺼리는 여성이 의외로 많습니다. 유방암 치료에는 조기 진단이 무엇보다 중요한 만큼 과학적 근거가 없는 속설로 조직검사를 기피하는 일은 없길 바랍니다.

Q18. 액취 제거제를 많이 쓰면 유방암에 잘 걸리나요?

A. 액취(겨드랑이 냄새) 제거제를 뿌리는 부분이 주로 유방조직이 많은 유방 상외측(겨드랑이에 가까운 부위)이라서 이런 낭설이 생긴 것 같습니다. 액취 제거제와 유방암은 아무런 관련이 없습니다.

Q19. 유방이 작은 여성은 유방암에 걸릴 위험이 낮다던데 사실인가요?

A. 유방 크기와 유방암 발병 위험은 별 관련이 없습니다. 유방이 크면 유방암이 더 많이 생긴다는 설도 있지만 이 역시 확실한 근거는 없습니다. 유방암은 유방 크기와 무관하게 발생합니다.

Q20. 유방전절제술이 유방보존술보다 치료 효과가 더 좋은 거 맞나요?

A. 유방전절제술을 한 경우와 유방보존술에 이어 방사선 치료를 한 경우는 치료 성적이 동일합니다. 유방을 더 많이 절제한다고 해서 치료가 더 잘되는 것은 아니므로 불필요한 유방절제술은 피하는 것이 좋습니다.

Q21. 알레르기 약이 유방암을 일으키기도 하나요?

A. 아닙니다. 동물에게 항히스타민제를 투여했더니 종양 성장이 더 빨랐다는 연구 결과가 있긴 하지만, 사람을 대상으로 한 실험에서는 항히스타민제와 유방암 발병 빈도는 관련이 없었습니다.

Q22. 유방암 수술을 받은 이후 부쩍 살이 쪘어요. 이유가 뭘까요?

A. 명확하지는 않지만, 방사선을 쬔 부위를 햇볕에 노출하지 않으려 조심하다 보니 활동량이 부족해진 것이 원인일 수 있습니다. 수술 이후 거동이 불편해 전보다 덜 움직인 탓도 있겠지요. 또 난소 기능을 억제한 경우에는 여성호르몬이 부족해지면서 기초대사량이 떨어져 소위 '나잇살'이 생기기도 합니다. 수술 환자는 잘 먹어야 한다는 생각에 과식을 해서 살이 찌는 환자도 더러 있습니다. 수술 후 체중 증가는 유방암 재발의 위험을 높이는 만큼 꾸준한 운동과 저지방 식이를 실천해야 합니다.

Q23. 콩이 유방암 예방에 좋다고 하던데요.

A. 콩과 유방암의 관계에 대해서는 의견이 분분합니다. 콩에 들어 있는 아이소플라본이라는 식물성 에스트로겐 성분이 유방암 위험을 낮춘다, 오히려 높인다, 별다른 영향이 없다 등 여러 연구 결과가 있기 때문에 성급하게 결론 내리기 어렵습니다. 콩이 유방암에 어떤 영향을 미치든 두부, 두유, 청국장 등을 적당량 섭취하는 것은 별문제가 없습니다. 반면 콩을 농축액, 분말, 환 등 고농도 형태로 섭취하는 것은 피해야 합니다.

Q24. 유방에 문제가 있을 때는 산부인과에 가면 되나요?

A. 2017년 대림성모병원이 암 예방의 날(3월 21일)을 맞아 일반 여성의 유방암 인식에 대해 설문조사를 한 결과, 성인 여성 절반이 유방에 문제가 생기면 어떤 진료과를 방문해야 하는지 모르는 것으로 드러났습니다. 정답은 외과입니다.

Q25. 키 큰 여성이 유방암에 걸릴 위험이 더 높다던데 사실인가요?

A. 네, 사실입니다. BRCA 보인자를 대상으로 한 조사에서 키가 10cm 클수록 유방암 발병 위험이 9% 높아지는 것으로 드러났고, 일반 여성 대상의 조사에서도 키가 10cm 클수록 유방암 위험이 17% 증가한다는 점이 밝혀졌습니다. 키는 어린 시절의 영양과 호르몬 상태의 영향을 받는데, 유방암 역시 이런 요인과 관련이 있기 때문으로 보입니다.

Q26. 유방 X선 촬영은 너무 힘듭니다. 유방 X선 촬영을 생략하고 유방 초음파 검사만 하면 안 될까요?

A. 유방 X선 촬영을 하지 않고 유방 초음파 검사만 시행하면 초기 유방암에서 자주 나타나는 미세석회화를 확인하기가 어렵습니다. 유방 X선 촬영은 유방암 사망률을 낮추는 유일한 검진 방법이므로 생략해서는 안 됩니다.

Q27. 폐경 후에는 에스트로겐이 생성되지 않으니 유방암 발병 위험도 사라지는 건가요?

A. 그렇지 않습니다. 폐경 후에도 피하지방 등에 있는 아로마타제라는 효소가 안드로겐을 에스트로겐으로 전환해 조금이나마 에스트로겐이 만들어집니다. 유방암 세포는 이런 미량의 에스트로겐으로도 얼마든지 자랄 수 있으므로 폐경 후에는 유방암 위험에서 완전히 벗어난다는 생각은 잘못입니다. 특히 폐경 후 비만한 여성은 그렇지 않은 여성보다 지방조직이 많은 만큼 유방암에 걸릴 위험도 높아집니다.

Q28. 비혼이면 유방암 발병 위험이 높아질까요?

A. 유방암 발병과 관련 있는 요인은 결혼이 아니라 출산입니다. 유방암 위험은 에스트로겐 노출 기간이 길수록, 즉 생리 기간이 길수록 더 커집니다. 임신 기간에는 생리를 하지 않으므로 임신 이력이 있는 여성은 유방암 발병 위험이 낮고, 임신 이력이 없는 여성은 유방암 발병 위험이 높다고 하는 것입니다. 그러나 임신 이력이 없는 여성이라도 꾸준한 운동과 식단 관리로 비만을 방지하고, 음주하지 않는 등 건강한 생활습관을 유지하면 유방암 발병 위험을 줄일 수 있습니다.

Q29. 임신 중 유방암이 발견되면 치료할 수 있나요?

A. 임신 중이나 출산 직후에는 일시적으로 유방암 발병 위험이 증가합니다.

임신 중에는 유방이 단단해져 혹을 발견하기 어렵고, 태아에게 미칠 영향을 우려해 유방암 검사를 회피하는 경우도 많기 때문에 유방암 진단이 늦어지곤 합니다. 그런 만큼 일반 유방암보다 예후가 좋지 않지만 치료나 완치가 불가능한 것은 아닙니다.

임신 12주 이내에는 태아에게 좋지 않은 영향을 미칠 수도 있으므로 유방암 치료를 하지 않고, 임신 중기 이후에 수술이나 항암 약물 치료를 시행합니다. 단, 방사선 치료는 임신 기간 내내 받을 수 없습니다. 태아와 임신부의 건강을 모두 고려해야 하는 만큼 치료 과정에서 유방 전문의, 산부인과 전문의와 긴밀하게 상담해야 합니다.

Q30. 마지막으로 유방암 치료를 잘하려면 어떤 병원으로 가야 할까요?

A. 유방암 치료는 유방외과 전문의 혼자서 하는 것이 아닙니다. 내과, 정신건강의학과, 영상의학과, 성형외과, 가정의학과, 정형외과 등 수많은 의료인의 협진이 중요합니다. 그렇다고 무조건 규모가 큰 대형병원을 찾아가란 이야기는 아닙니다. 제주도 갈 때 우주선이 필요하지 않은 것처럼 유방암 치료에도 대형병원이 필요하지는 않습니다. 대형병원만 고집하다가는 수술받기까지 한 달 이상 기다려야 할 수도 있습니다.

대형병원을 찾지 말고 좋은 의사를 찾으세요. 인터넷 커뮤니티나 지인을 통해 꼼꼼하고 따뜻하게 상담해주는 의사를 찾아 신뢰를 쌓아가며 치료하는 것이 가장 중요합니다.

PART 6에서는 일반적으로 많은 분들이 궁금해하시는 질문에 대한 답을 드렸습니다. 그래도 더 궁금한 점이 있으면 [카카오톡 플러스친구 @대림성모병원 행복한 유방센터]로 문의해주세요. 저자가 직접 답변해드립니다.

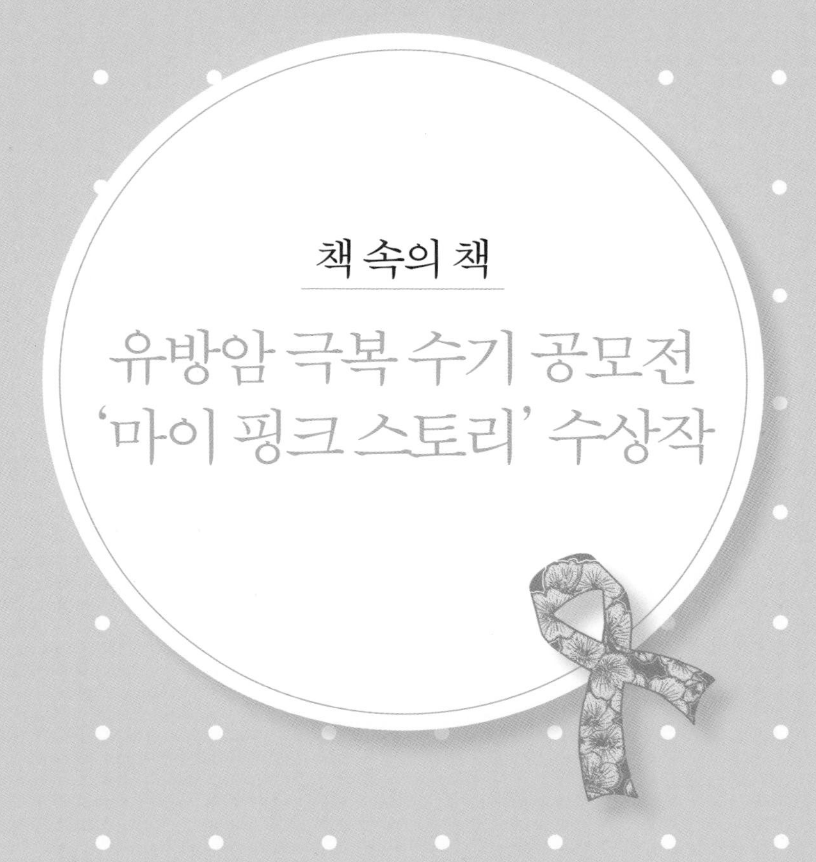

책 속의 책

유방암 극복 수기 공모전 ‘마이 핑크 스토리’ 수상작

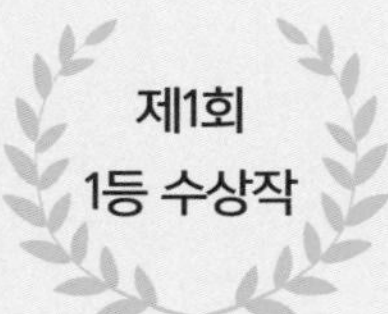

아모르 파티

『나에게도 서른 살이 온다면』이라는 책을 읽은 적이 있습니다. 암 발병을 억제하는 유전자가 없어 여덟 번째 찾아온 암과 투병 중인 스물세 살 소녀 제니 양의 이야기였습니다. 저도 유방암으로 투병한 경험이 있기에 누구보다 공감할 수 있었습니다. 뼈암, 유방암, 뇌암 등 생후 6개월 때부터 암과 동행하며 수차례의 수술과 치료를 받아야 했던 제니. 그녀는 종양 억제 유전자로 불리는 TP53 유전자에 결함이 생겨 몸 어디에서든 암이 자라는 '리-프라우메니 증후군'을 앓았습니다. 만일 자신이 계속 살더라도 전신에 암이 잘 생겨 평생 암과 싸워야 할 거라는 제니의 고백을 읽으면서 '이런 유전자 변이도 있다니, 참 안됐다'라고 생각하며 무척 가슴 아팠습니다.

그러고는 1년 후 저는 유방암 재발 판정을 받았습니다. 만 20세에 첫 진단을 받은 후 벌써 네 번째 재발이었습니다. 5년이 지나 완치된 줄 알았던 암은 8년 만에 재발해 매년 저를 괴롭혔습니다. 수술한 조직의 경계에서 계속 암이 생겨 재수술한 것만 두 번. 지금까지 여섯 번의 유방암 수술을 받았습니다. 2014년부터 햇수로 5년간 매년 수술과 치료를 반복한 것입니다.

젊고 건강할수록 암의 진행 속도가 빠르다는 것은 알고 있었지만 이렇게 자주, 이렇게 많이 암과 싸워야 할 줄 몰랐습니다. 가족 중에 호르몬성 암을 가진 사람도 없을뿐더러 술이나 담배를 하지도 않았고, 식습관이 나쁜 것도 아니었으며, 수시전형으로 대학에 입학해 남들 다 겪는 입시 스트레스도 받지 않았습니다.

계속된 투병으로 몸과 마음은 지쳐갔고 '왜 하필 나지? 왜 나일까?' 하는 생각이 자꾸 들었습니다. 병원에서 권한 유전자 검사인 BRCA 검사에서는 BRCA2가 조금 애매하다는 소견이었지만 미보유로 판정됐습니다. 반복된 수술과 항암, 방사선 치료 후에도 1년을 못 넘기고 재발이 이어지자 새롭게 개발 중이라는 유전자 검사를 해보라는 권유를 받았습니다. 유전자 검사에 대해 설명을 듣고, 동의서를 작성하고, 7통가량의 채혈을 했습니다. 결과가 나오기까지 한 달 이상 걸렸기 때문에 저는 그사이 수술을 마치고 항암 치료에 들어갔습니다. 2차 항암 치료를 앞두고 유전자클리닉에서 결과를 들을 수 있었습니다.

결과는 'TP53 유전자 돌연변이'였습니다. 사실 진료실에서 의사선생님의 이야기를 들을 때까지도 제니 양과 동일한 유전자 돌연변이인 것을 인지하지 못했습니다. 무거운 호흡으로 차근차근 의사선생님의 설명이 이어졌습니다.

몸속에 암세포가 생기면 세포의 이상증식을 억제해 암세포를 사멸하도록 유도하는 항암 유전자, 즉 TP53 유전자가 활성화되는데 이 유전자에 이상이 생기면 더욱 악성도가 강한 세포가 출현하게 된다고 합니다. 23쌍의 인간 염색체 중 열일곱 번째에 존재하는 유전자로, TP53이 제 기능을 하지 못하는 이유는 유전자의 염기서열이 바뀌기 때문이라고 설명해주었습니다. 덧붙여 TP53 유전자 돌연변이와 함께 가족력이 있는 환자는 '리-프라우메니 증후군(LFS)'으로 묶이는데, 이는 전 세계 암환자 중 5%에 해당하는 극소수라고 했습니다. 전신에 암이 잘 생기는 체질이라 소아기에 백혈병이나 뇌종양으로 투병하는 환우 대부분이 이 유전자 돌연변이라고 합니다.

제가 겪은 유방암은 TP53 이상으로 발병했을 가능성이 크고 앞으로 대장암, 뇌종양을 비롯한 각종 암이 생길 수 있으니 전신 MRI와 위·대장내시경, 산부인과 검진 등을 추가로 받는 것이 좋다고 말씀하셨습니다.

"병력이 있어서 유전자 검사를 받는 환자 대부분이 유전자 돌연변이 아닌가요?"라는 저의 질문에 의사선생님은 "아니요, 실제 환자 중 유전자 돌연변이는 20%밖에 되지 않아요"라고 답하셨습니다.

왠지 붙잡고 있던 가느다란 희망마저 사라지는 느낌이었습니다. 늘 '이번이 마지막 치료야. 이번이 마지막 수술일 거야!'라며 버텨왔던 저이기에 유전자 자체에 문제가 있다는 결과는 앞으로 식습관을 조절하고, 꾸준히 운동을 하며, 스트레스 없는 환경에서 지내도 필연적으로 암이 재발될 거라는 공포를 안겨주었습니다. 내 일이 될 줄도 모르고 제니 양의 책을 읽으며 그저 안쓰럽다고 생각했던 제 자신이 우스웠습니다.

더 안타까웠던 것은 유전자 이상이라는 검사 결과를 받고도 아직 이렇다 할 치료법이 없어 실제 치료에 활용되는 것은 아니라는 점이었습니다. 지금도 힘들게 항암 치료 중인데 당장 무슨 일이 날 것처럼 유전성 대장암 클리닉을 예약하고 가라며 종용하는 의사선생님이 야속하기만 했습니다. 듣도 보도 못한 TP53 유전자 이상이라는 결과를 받은 이날이 암 진단, 재발 진단을 받았던 때보다 더 절망적이었던 것 같습니다. 부모님도 원망스러웠고 '차라리 태어나지 않았더라면' 하는 생각에 하염없이 눈물만 흘렸습니다.

때로는 모르는 것이 약인 것 같기도 합니다. 일곱 번의 암 수술과 10차례가 넘는 항암 치료를 하면서도 늘 밝고 활기찼는데, 유전자 검사 결과를 들었던 이날은 마음을 다잡기가 무척 힘들었습니다. 집에 와서 밥도 먹지 않고 계속 TP53 유전자에 대해 검색하고 자료를 수집했습니다.

저의 경우 가족력이 없기 때문에 '리-프라우메니 증후군'으로 분류되지는 않지만 그래도 망가진 유전자를 보유하고 있다는 사실은 변함이 없었습니다. 혹시나 비슷한 사례가 있을까 해 유방암 환우들이 모이는 인터넷 카페에 글을 올려보기도 하고, 해당 유전자와 관련된 책을 구매해 공부했습니다. 아직 연구 중이라 자료가 많지는 않았지만 수소문 끝에 브로콜리와 양배추가 도움이 된다는 내용과 견과류 일종인 캐슈너트가 TP53 유전자 복구에 특히 효과가 있다는 것을 알게 돼 매일 섭취하고 있습니다.

그동안 병원에서 하는 표준 치료에 모범적으로 임하며 제가 할 수 있는 노력들을 해왔습니다. 식단 조절, 운동, 영양제나 건강보조식품 챙겨 먹기, 신앙생활을 통한 마음의 여유 갖기 외에 무엇보다 지난해 폐 수술을 한 후로는 서울 생활을 접고 강원도로 이사도 했습니다. 좋은 공기와 아름다운 환경 속에서 매일 산에 오르며 몸과 마음을 회복하려 부단히 노력 중입니다. '인간이 할 수 있는 것을 모두 다 쏟은 다음 겸허히 하늘의 결과를 기다리라'는 말처럼 유전자 결과가 어떻든 제가 할 수 있는 모든 노력을 다해볼 생각입니다.

먼저 느슨해진 식습관부터 개선해보려 합니다. 간식도 브라질너트, 제철 과일, 고구마, 곶감 등으로 바꿨습니다. 또 서울에서 요가나 필라테스 같은 실내운동을 했었다면 여기서는 매일 설악산 트레킹을 하거나 한적한 호숫가를 걸으며 신선한 공기를 마시고 있습니다.

꿈을 갖는 것도 이번 치료의 목표입니다. 대학교 회계팀에서 근무하며 안정적인 삶을 꾸렸지만 인생이 유한하다는 것을 누구보다 잘 아는 저로서는 한 번뿐인 삶, 꼭 하고 싶은 일을 해야겠다는 생각이 들어 직장을 그만두고 교육대학원 입학을 준비하고 있었습니다. 하지만 계속되는 재발과 지방으로의 이사로 다시 목표를 설정해야 할 때가 온 것 같습니다. 몸이 다시 아파 원점으로 되돌아가는 상황이 속상

할 때도 있지만 제가 언제까지 병과 싸우고만 있을 거라고는 절대 생각하지 않습니다. 비록 TP53 유전자 돌연변이가 있더라도 병은 제 몸에서 만들어진 것이니 제 노력으로 좋아지게 할 수도 있다고 확신합니다.

저는 무엇보다 저와 같이 아프고 힘든 상황에 놓인 사람들을 도우며 살아가고 있습니다. 이른 나이에 걸린 '암'이라는 병을 통해 또래가 겪지 않은 많은 일을 경험했습니다. 그냥 지나칠 수 있는 타인의 작은 아픔도 제 일인 것처럼 크게 공감하고 그때그때 제가 할 수 있는 일을 찾아 해왔습니다. 대학생일 때는 소아암 환아를 위한 학습 지원 봉사나 보육원 봉사를 했고, 호스피스 시설에 정기 후원도 10년째 이어오고 있습니다. 자신이 아픈 줄도 모르는 천진난만한 아이들이 머리를 빡빡 깎고 손발에 링거를 주렁주렁 달고 있는 모습을 보며 결혼, 출산, 육아 등 못 해본 게 많다며 억울해했던 제 자신을 반성하게 됐습니다.

회사를 그만두고 나서는 여유가 생겨 시각장애인을 위한 학습 봉사와 '사랑의 선교회' 수도회에서 거동이 불편한 분들을 보살피는 활동을 했습니다. 암도 무서운 병이지만 눈이 안 보인다는 것, 몸을 움직일 수 없다는 것은 상상조차 할 수 없는 일이기에 활동을 하면서 제가 더 많이 배우고 느낀 것 같습니다.

내 상처가 너무 커 다른 사람의 고통을 볼 수 없다면 그것이야말로 가장 큰 불행이라고 생각합니다. 저는 두 가지 암을 가지고 있지만 그래도 몸을 자유롭게 움직일 수 있으므로 그동안 배운 것들을 통해 다른 사람들에게 힘이 되는 일을 계속할 것입니다.

마지막으로 글을 마치며 제가 제일 좋아하는 말인 '아모르 파티(Amor Fati)'에 대해 이야기하고 싶습니다. '네 운명을 사랑하라'라는 뜻으로 힘들 때마다 항상 되새기는 말입니다. 남들이 보기에 제 인생이 굴곡 많고 힘든 삶처럼 보일 수 있겠지만 저는 암이라는 산도 몇 번씩 넘어보았기에 어떤 어려운 일이 생겨도 담대하고 씩씩하게 해내곤 합니다. 치료받을 때마다 버킷 리스트를 만들어 실천하고 있는데 절벽 다이빙, 스카이다이빙 같은 아찔한 체험을 할 때도, 다른 종류의 힘든 일이 생겨도 '나는 암도 이긴 사람이야!'라고 생각하니 별거 아닌 일이 돼 오히려 즐기게 됐습니다. 이런 마인드라면 세상을 살아가면서 못 할 일이 없을 거라고 생각합니다.

내일 저는 3차 항암 치료에 들어갑니다. 지금 이 시간에도 투병 중인 환우분들, 소아암 환아들, 희귀병으로 치료약이 없어 힘들어하는 분들, 경제적인 사정으로 치료받지 못하는 분들, 그리고 이 모든 환자를 돌보느라 애쓰는 그 가족들을 위해 기도합니다. 어려운 병이지만 버티고 또 버텨 유전자 돌연변이에 의한 희귀 암도 정복되는 그날이 오기를 손꼽아 기다립니다.

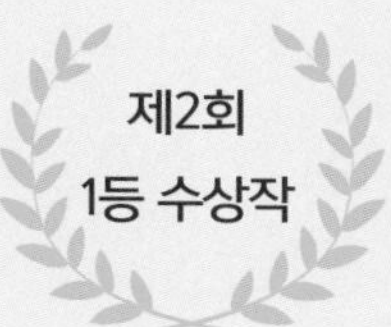

아아, 나 유방암이구나

예전 교통사고를 겪었고 그 때문에 입원과 퇴원을 여러 번 해야 했지만 이번 수술은 또 달랐어요.

올 4월쯤 오른쪽 가슴에 뭔가가 만져지는 거예요. 유방암에 대해 크게 관심도, 아는 바도 없었지만 여성이니까 보통 샤워를 하거나 누워 있을 때 가슴을 만져보는 정도는 했거든요. 그런데 4월 당시 며칠 전까지만 해도 전혀 만져지는 게 없었는데 손톱보다 좀 더 큰 느낌으로 멍울 같은 게 잡혔어요.

아프거나 불편한 감 또한 전혀 없어서 그냥 그러고 말았는데 6월로 접어들기 며칠 전 엄마랑 장난을 치다가 제가 그랬죠. "엄마, 여기 만져봐라? 뭐가 잡힌다?" (걱정은 1도 없이 그저 장난기가 가득한 채로 말예요.)

엄마는 깜짝 놀라시며 왼쪽도 만져보셨고 다시 제 오른쪽 가슴을 연거푸 확인하셨어요. 이날 전 엄마께 야단을 맞았어요. "언제부터 이

랬어? (4월부터 그랬다고 했죠) 왜 여태 말을 안 했어?" (안 아파서! 그리고 말하면 엄마가 걱정부터 할 거 뻔한데 어떻게 말을 해? 그랬어요.)

정말 전혀 통증이나 하물며 불편한 느낌조차 없었어요. 제가 복합부위통증증후군(CRPS)이라는 희소병을 앓고 있고 그래서 매일같이 많이 아픈데 가족들한테 더는 걱정을 끼치고 싶지도 않았고요. 병원에 가야 하는 것이 지겹기도 했고요.

동생까지 알게 되었고 얘기 듣고 도저히 일이 손에 안 잡힌다며 바로 다음 날 동생이 회사에 월차 쓰고 저 데리고 병원을 찾았어요.

가족력이 있던 것도 아니었고 주변의 지인들 중에도 유방암 환우는 없어서 어느 병원을 가야 할지 막막했어요. 처음엔 여성병원이나 산부인과를 알아봐야 하나 하다가 가슴(유방)을 전문으로 하는 병원을 검색해봤어요.

그렇게 부랴부랴 오게 된 병원이 '대림성모병원'이었고 수요일 오전 11시가 넘어 병원에 도착한 거라 출발 전 통화에서 들은 대로 오후 진료를 기다려야 할 줄 알았어요. 제가 그래도 운이 좋은가 봐요, 그날 원장님의 마지막 환자가 저였어요. 그렇게 유방외과 첫 진료를 보고 양쪽 유방 촬영부터 시작해 유방 초음파 등 몇 가지 검사를 받았어요. 조직검사까지 받고 가는 게 좋겠다고 하셔서 당일 초진에서 할 수 있는 건 다 했던 것 같아요. 원장님도 과장님도 제가 걷지 못해 이동이 불편한 걸 아시고 모든 편의를 봐주신 거였어요. 감사하게도, 운이 좋게도 말예요.

하루 종일 병원에서 진료와 검사를 번갈아가며 받는 통에 녹초가 되어 집에 돌아왔고, 검사 결과는 그 주의 다음 주 월요일에 엄마께서 대신 들으러 가셨어요. (2일이면 보통 조직검사 결과를 알 수 있는데 제가 검사 받은 다음 날이 법정공휴일이어서 며칠 더 걸렸답니다. 원래는 환자인 제가 가야 하는 건데 말했다시피 전 걷지를 못하고 또 휠체어 없이는 아예 이동이 안 돼요. 그래서 엄마께서 먼저 결과를 듣고 무언가 더 해야 하는 거면 그때 제가 병원에 다시 가는 걸로 했죠.)

20대 초반에 교통사고를 당하고 그 때문에 생긴 후유증-극심한 통증 그리고 걷지 못하게 된 딸이 이제는 유방암에 걸렸다는…… 그 말을 듣는 엄마의 심정은 어떠셨을까요?

집에 누워 있다가 엄마의 전화를 받았어요. "공주야, 몸은 괜찮아? 결과 들었는데…… 유방암이래……."

전화 너머로도 엄마께서 말을 잇지 못하고 계시다는 걸 알 수 있었어요. 그런데 전 너무 덤덤했는데!

"그래? 나 유방암이래? 그럼 어떻게 하면 되는데?"

"공주가 병원에 와야 한대. 몇 가지 검사를 더 해야 한대."

감기입니다, 감기구나, 나 감기 걸렸네 뭐 이런 느낌이었어요.

아아 나 유방암이구나, 이렇게 여기서 끝. 유방이 아프지도 않았고 걱정도 없었고 암이란 소리를 들었어도 두려움도 없었어요. 그냥 그렇구나, 그런가 보다 그 정도가 딱 정확했어요.

나중에 퇴원하고 시간이 흘러 들었는데 엄마께서 처음 제 가슴에 멍울이 잡히는 걸 알았을 때 너무나 놀라고 너무 무서웠대요.

암일까? 암이면 어쩌나. 저한테 티는 낼 수 없었지만 걱정은 끊어낼 수 없으셨다고.

저랑 병원에 처음 갈 때도 속으로 너무 무섭고 떨리고, 제가 하나둘 검사를 받을 때마다 엄마는 몸을 가누기 힘들었지만 '나는 엄마니까' 하고 버티셨대요. 제발 제발 우리 딸 암이 아니기를 바라고 또 바라며.

그런데 그렇게 아니길 바라고 바랐는데도 딸이 암이라는 말에 엄마는 아무런 생각도 할 수가 없었대요. 다리는 후들후들, 온몸이 떨려오는지조차 깨닫지 못하셨고 넋이 모두 빠져나가는 것만 같았다고요.

병원에 대신 가셨던 엄마께서 집에 오셨는데 남동생과 함께였어요. (나한테는 전화로 차마 못 했던 말을 아들한테 전화를 해 "누나 암이래", "빨리 누나 데리고 병원가야지. 누나 빨리 입원부터 시키자"라고 했던 거였어요.)

그렇게 암 결과를 처음 받은 날 오후에 전 유방외과로 입원을 해야 했어요. 완전한 타의에 의해서요.

엄마께서 말씀하셨던 "2~3일만 입원해서 검사받으면 돼"는 20일이 되었고 그동안 전 수술까지 받았어요. 유방절제술!

암 진단을 받고 입원을 하고 온갖 검사를 하고 그랬는데도 아무 느낌이 안 드는 거예요. 그런 와중에 검사는 다 마쳐서 퇴원을 해도 됐어요. 다시 또 입원하는 게 내 상황에서는 쉬운 일이 아니었는데-집도 서울이 아니었고 매번 동생이 차로 데려다주기에는 동생도 많이 바빴고 제 체력도 따라주질 않았는데 원장님께서 사정을 아시고 일주일 후 예정이었던 수술도 앞당겨주셨어요.

그렇게 당겨진 수술 전날 딱 한 번 눈물이 났어요. 현실감각이 없었던 건지 암에 대해 무감각했는데 수술 전 성형외과 진료를 보며 내 몸이 또 달라지는구나 싶었어요. 내내 잘 버티시는 것 같았던 엄마도 성형외과 진료 때 수술에 대해 상세한 이야기를 들으시고 한마디를 하셨어요. 우리 딸 착하게 살았는데 이런 병이 걸렸다고……. 이 말이 왜 그렇게 눈물이 났는지 모르겠어요.

저는 이렇게 유방암 환자가 되었습니다. 미처 엄마 딸이 마흔 살이 되기도 전에, 2019년에 말예요.

열어보니 0기에서 1기로 넘어가는 중이었대요. 석회화가 퍼져 있고 유두에 너무 가깝게 암이 자리 잡고 있어서 부분절제가 아닌 전절제를 권유받았는데 그래야 전이와 재발을 막는 데 용이하다고요. 그렇게 오른쪽 유방을 전절제를 하고 지금은 다시 예쁘게 가슴을 만드려고 통원 치료 중이에요.

내가 수술을 받고 있었던 그 순간에도 엄마는 기도만 계속 반복하셨다고 해요.

그리고 10년 만에 책(원장님의 저서)도 읽으셨는데 하나뿐인 딸에게 도움이 되는 부분이 있을까 하며, 수없이 기도를 반복하며 스스로 버틸 힘이 있어야 했다고.

수술실에서 올라온 나를 보고 엄마의 마음은 찢어져나가는 듯했대요. 더 마음이 아팠던 건 수술 부위 소독을 하며 처음 공주의 가슴을 보았을 때 상처 부위가 너무 커서…… 이렇게 큰 상처가 남는 큰 수술일 줄 몰랐는데…… 마음이 너무너무 아팠다고요.

수술 후 고통스러워하는 저를 보며 차라리 엄마가 아팠으면…… 하셨는데. 제가 걷지도 못하고 수술 이후라 일어나 앉지도 못할 때 한동안 엄마께서 소변을 받아내셨어요. 저를 먹이고 닦이고 혼자 다 해주셨어요. 나는 엄마에게 아픈 모습을 보이는 것도, 소변 받게 하는 것도 모두 미안해서 "엄마 미안해, 엄마 힘들지?" 하니까 "미안하긴 뭐가 미안해? 아픈 공주가 더 힘들지, 이런 건 아무것도 아니야. 공주 아프지 마~" 오히려 저를 위로해주셨어요.

제가 조금씩 일어나 앉게 되고 통증도 조금씩 줄고 수술이 잘됐다고 해서 그나마 숨이 좀 쉬어지는 기분이셨대요.

생각해보면 가족이 없었다면 전 수술을 받지 않았을 것 같아요. 제 입장에서는 엄마께서 현명하게 해주셨던 거예요. 엄마는 저한테 "공주야 입원 2~3일이면 돼" 그러셨어요, 입원 직후까지도 전 수술이 필요하다는 걸 몰랐죠. 엄마께서는 차마 수술 이야기를 꺼낼 수가 없으셨대요.

나한테 좀 더 생각할 시간들이 있었다면 과연 수술을 받으려고 했을까 생각해봤어요. 아마 전 굳이 수술까지는 받고 싶지 않다고 하며 입원도 안 했을 거예요. 10년 넘게 가족들이 제 병 수발을 해줬는데 또 그래야 한다니……. 내가 아무 생각이 없을 때 수술을 받은 것이 엄마는 다행이라고 하셨고 저도 공감했어요. 엄마께서는 딸인 제 마음을 누구보다 잘 알고 계셨나 봐요.

저는 이렇게 가족들의 보살핌 속에 현재는 정기적으로 병원에 다니고 있어요.

퇴원했는데 간호사인 절친이 그러더군요, 큰 수술 받느라 고생 많았다고요. 큰 수술? 그렇게 생각 안 했어요, 전혀요. 수술도 경과 좋고 깨끗하게 잘되었다고 하고 나름 잘 이기고 있었으니까요. 저한테 입·퇴원이 처음도 아니었고 집에 오면 얼른 좋기만 할 줄 알았어요. 그런데 몸이……, 내 몸이 예전의 수술받기 이전의 상태는 절대로 아닌 거예요. 어지러움으로 온몸이 휘청휘청, 입맛도 뚝! 먹는 것도 운동도 더 열심히 해야 한댔는데. 저한테는 먹는 게 제일 어렵네요.

진단받고 검사받는 것까지는 아무것도 아니에요. 수술 이후부터가 '진짜다, 진짜가 나타났다'랍니다.

수술받고 얼마나 아프냐고요? 한쪽 가슴이 없는데-없어졌는데 어떡하냐고요? 일상생활은 어떻게 하는지, 회복이 쉬웠는지, 어떤 몸 상태와 마음인지 묻고 말하려면 책 한 권도 거뜬할 거예요.

짧게 얘기해드리자면 수술 직후부터 한동안은 CRPS(복합부위통증증후군) 못지않게 통증이 심하던걸요. 저 아픈 거, 꽤 아픈 통증도 잘 참

거든요. 저한테 웬만한 건 통증도 아닌데 그런데 일어나 앉을 때, 누울 때 기침만 해도 무척 아팠어요. 쓰러져서 갈비뼈에 금이 갔던 적이 있는데 그때처럼 숨만 잘못 쉬어도 통증이 심했으니까요.

그래도 시간 앞에 장사 없다고 수술하고 한 달 남짓 되니 살 만해졌어요. 확장기를 넣어 놓아서인지 피부의 당기는 통증은 여전하지만 예전처럼 오른쪽 팔 다 쓰고요. 눕고 일어나고 해도 거의 통증이 없어요. 씻는 것도 다 하고요.

참고로 수술 후라도 팔운동 꼭 해주셔야 해요. 천천히, 자신의 속도대로. 저는 수술 후 사나흘부터 병원 침대의 난간을 이용해서 오른쪽 팔을 조금씩 위로 올리는 운동을 했어요. 원래 팔이 올라가던 각도가 아닌 거예요. 팔 운동을 꾸준히 하니까 수술하고 한 달 안 됐는데 혼자 머리 빗고 묶고 머리 감고 씻을 수 있게 됐어요.

이 모든 게-첫 검진부터 수술, 퇴원까지-저는 순식간이었네요. 감사하게도 수술이 잘되었다고 하고 또 감사한 것은 항암이나 방사선 치료를 받지 않아도 된다는 거예요. 물론 다른 약물 치료는 수년간을 충실히 해야 한다지만요. 생각지도 못했던 암 진단과 더욱이 제 예상에는 없던 수술 그리고 내 삶에는 없을 줄 알았던 성형까지.

원장님, 저에게 더 건강하고 더 행복하라고 하셨죠?

저도 그러려고요. 좀 더 바쁘게 살아지겠네요, 더 건강해야 하니까요.

그리고 이렇게 수술을 잘해주신 거에 감사해요. 김성원 원장님부터 이숙현 과장님은 물론 정규화 과장님, 김경우 과장님까지 모든 의사 선생님들께서 한 명의 환자를 위해 고민하시고 애써주시고 걱정해주시고 응원해주신 전부를 고맙게 생각해요! 정말 정말 감사했어요, 지금 이 순간까지도 감사하고요, 앞으로도 미리 감사드릴게요.

(제가 더 아프다고 더욱 배려해주시고 챙겨주신 거 알아요. 암 때문에 하게 된 입원이었지만 온몸을 검진받고 나온 기분이에요. 덕분에 위장 내시경까지 하고 퇴원했는걸요.)

가족들하고도 약속했어요, 우리 이제 더 건강해지자고요!

퇴원할 때 제가 인사드리니까 평생 봐야 한다고 하셔서 그 말에 놀랐지만 (역시 모르고 있었어요, 암은 수술도 중요하지만 이후 관리가 또 중요한 걸요) 평생 주치의가 되어주신다는 걸로 알고 제게 복이라고 생각했어요.

다시 한 번 감사를 전하며 유방외과, 성형외과, 신경과, 내과, 산부인과에 그리고 상담 과장님과 7병동 간호사 선생님들께도 늘 건강과 행복이 함께하기를, 모든 유방암 환우들과 그 가족들에게도 온전히 나음과 가정 내 사랑과 감사가 넘쳐나기를 기도해요.

제3회
1등 수상작

로또 1등 대신 암이 찾아왔다

2020년 5월 5일, 아만자(암환자의 속칭)가 된 지 98일째. 드라마에서나 보던 암 선고는 약 100일 동안 '나'와 주변을 크게 바꾸어놓았다. 병원 나이 31세, 올해로 33세 미혼 여성에게 특히나 유방암이라니…….

감정의 롤러코스터를 수백 번 타고 난 후에야 비로소 현재는 초연해진 상태와 괴짜의 기질로 암을 즐기는 상황이다. 상상하지도 못한 인생의 버킷 리스트가 추가되었고, 그 어느 때보다 삶을 귀히 여기는 하루하루를 보내고 있다.

1. 암 네 덕에 쫌 고맙다

암이란 이 녀석을 너무 증오하면서도 "그래 암 네 덕에……"라며 다행인 부분도 많다. 아이러니하게도 요즘 내 생활을 한 단어로 표현하자면 "흔흔하다"라고 할 수 있는데, 스트레스를 받고 싶지 않아서 긍정적이려고 무던히 노력한다는 것. 그래서인지 끙끙 속앓이하던 성격은 감정 표현의 자유를 얻었고, "난 괜찮지 않아!" 당당히 말하는 용기를 얻었고, 나를 사랑하는 방법을 찾았다. 이 외에도 많은 것들이 긍정적으로 변화되는 터닝 포인트가 되었는데…… 밉지만 이런 부분들은 고맙다고 말해줘야 할 것 같다.

변화된 나의 성격 덕에 버거웠던 인간관계들도 자연스레 정리가 되었다. 상대방의 억지스러운 부분까지 감싸안으려고 했던 미련한 과거의 나를 좋아하던 사람들은 자연스레 멀어졌다.

비로소 앞으로는 나와 편안하게 함께할 수 있는 인연들과 지낼 수 있다.

2. 다양한 헤어스타일 해보기

초진 조직검사는 0기 암이라 칭하는 상피내암이었다. 아만자가 된 후 더 뼈저리게 느끼는 건 당연한 것은 없다는 것.

당.연.히. 부분절제일 줄 알았던 수술은 BRCA1 유전자 변이 당첨으로 (안젤리나 졸리와 같은 케이스) 양측 전절제 및 동시 복원 수술로 범위가 확대되었고, 수술 후 침윤암으로 바뀐 암 타입은 항암의 길로 나를 안내했다.

첫 항암까지 약 4주의 시간이 주어졌다. 수술 후 2주 뒤로 표준 항암 치료가 예정되었고, 항암 시작 후 2주 뒤면 골룸 헤어스타일의 길은 피할 수 없다. 숭덩숭덩 머리가 빠지면 적잖은 충격과 공포로 멘탈이 무너질 것 같아 빠지기 전에 미리 삭발을 하기로 했는데, 정확히 삭발 다음 날부터 머리의 잔디들이 뽑히기 시작했다.

평생 나에겐 없을 것 같던 헤어 스크래치를 넣은 반삭발로 일주일간 걸크러시의 매력을 한껏 발산할 수 있었다.

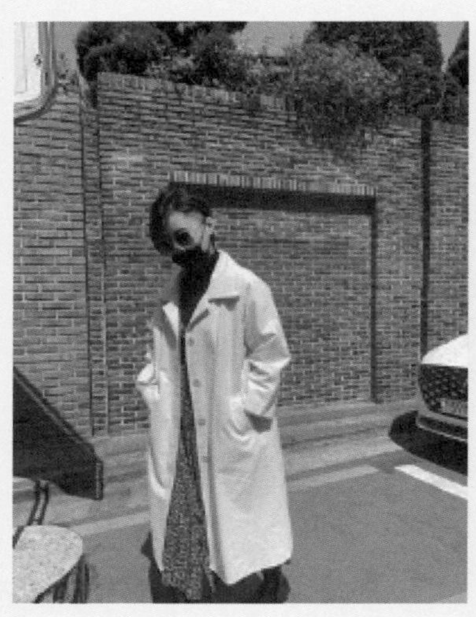

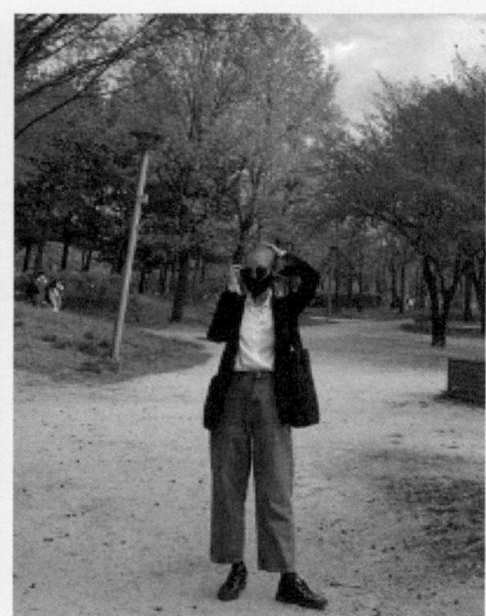

3. 인생 화보 찍어보기

프로필 사진찍기는 이전에도 버킷 리스트 중 하나였는데, '복근 만들고 프로필 찍기'였다. 떼어낼 수 없는 사이가 되어버린 뱃살 덕분에 불가능할 것 같던 기존 버킷 리스트는 미뤄두고, 대신 '삭발 프로필 사진 찍기'를 먼저 하기로 하였다.

항암 직전, 반려견 방울이의 슬개골 탈구 악화로 동시에 병원 신세를 지게 되었다.

"함께 아픈 것도 기념인데 특별한 사진 한번 찍어보자."

생각이 들자마자 끝내주는 추진력으로 삭발 후 멋진 사진을 남길 수 있었다. 침대 옆에 놓인 삭발의 웃고 있는 내 모습은 매일 밤 꼭 다시 건강을 되찾겠다는 다짐을 하게 만든다.

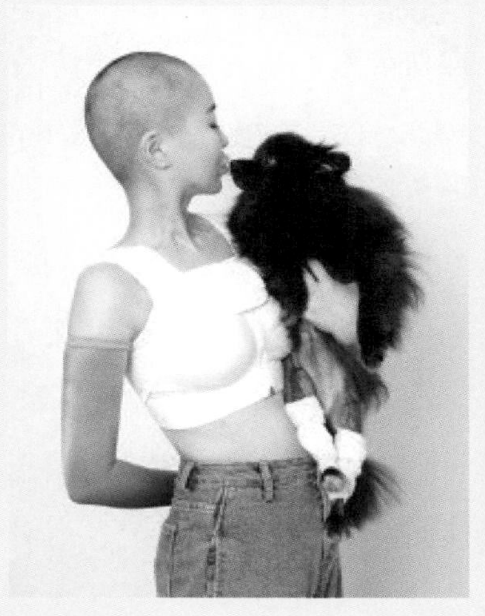

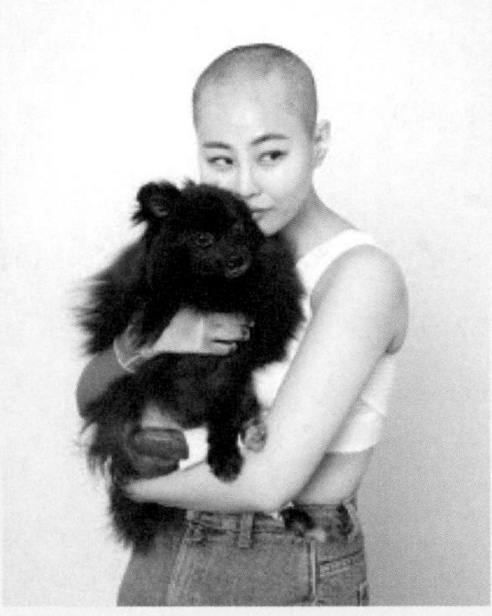

4. 가발 부자

머리카락의 중요성은 삭발 직후 알게 되었다. 아무리 얇은 모자나 짧은 가발을 써도 무조건 더웠다. 항암 부작용으로 열이 오르락내리락하는 이유도 있지만, 머리카락 사이로 들어오는 바람이 그렇게나 시원했던 것이라니!

탈모가 시작되고 이틀간은 울적한 마음이 사그라들지 않았다. 으쌰으쌰 이겨내자고 구매한 비싼 첫 항암 가발은 어떻게 써도 "나 가발이에요"라고 당당하게 말하는 듯 어색했다.

분명 가발숍에서는 예뻤던 가발이 시골 5일장에나 어울릴 것만 같은 스타일과 어색하기 짝이 없는 두상 라인을 만들어내며, 곰팡이 핀 듯이 남은 머리카락들을 조롱하는 듯했다.

외출만 하면 자연스레 가발 브랜드 쇼룸으로 향했다. 항암을 하게 되면 병원비 외에 이런 부수적인 비용들이 정말 많이 들어간다. 평생 못 해본 금전 FLEX(성공이나 부를 뽐낸다는 은어)를 암 덕분에 하는 것 같다.

이 가발 저 가발 써보고 비교해보니 꼭 비싼 게 좋은 것은 아니었다. 아직 제일 비싼 가발은 쓰고 나다니지도 않았다. 5일장 여행 갈 때 쓰게 되지 않을까.

그리고 생각보다 인조모의 퀄리티가 정말 좋아서 인모보다 나은 것이 더 많다. 중고로 산 모자가발과 가장 저렴한 가발이 제일 많이 쓰는 아이템이다.

이 기회에 못 해본 금발이며 은발이며 가발로 한번 해보는 거지!라며 탈모의 서러움을 가발로 풀어냈다. 비싼 것 대신 다양한 스타일로 항암 중에 가발 덕분에 알게 된 재미를 맘껏 누려보려고 한다.

슬프게도 아무것도 쓰지 않은 완전 삭발 상태가 가장 편하고 시원해서 비니만 쓰는 날이 더 많긴 하지만 말이다.

5. 당신은 어쩌면 로또에 당첨되었다

일부 암환자들이 투병 이후의 생활이 더 나은 것 같다고 말하는 것은 내 의지대로 내 몸이 움직여주지 않는 경험을 해보았기 때문이지 않을까.

한때 체력왕이었던 나는 '이쯤이야 대수롭지 않아' 했던 산책 코스도 지금은 파김치가 되어 돌아올 수밖에 없다. 또 새삼 머리카락 사이로 바람이 지나가는 느낌이 그리울 뿐 아니라, 나의 소중한 머리카락은 참 중요한 아이였음을 느끼는 여름이 오고 있다.

신체적으로나 심리적으로 완벽하게 건강한 사람만이 이 글을 접할 것이라 생각지 않는다. 하지만 적어도 이 글을 읽는 혹은 듣는 당신은 숨 쉬고 있을 것이다. 오늘 아침에 눈을 떠서 들이마신 공기가 얼마나 소중한 것인지, 잠들기 전 하루를 잘 견뎌낸 나를 위해 내쉬는 숨이 얼마나 큰 위안이 되는 것인 줄 아는가!

그것만으로도 당신은 이미 로또에 당첨된 것이다. 어제의 하루가 너무 괴로워 오늘 쉬고 싶다면 쉬어가도 된다. 단, 내일의 오늘을 위해 휴식하기를 바란다. 오늘의 나는 가장 아름답고 생애 가장 젊은 시간을 보내고 있으니까!

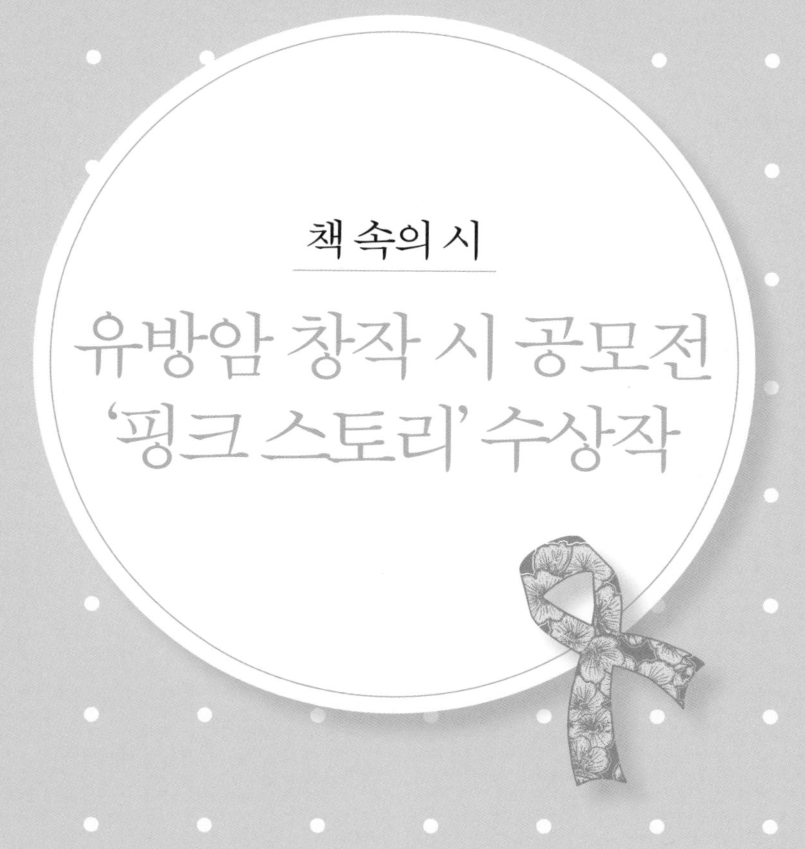

책 속의 시

유방암 창작 시 공모전 '핑크 스토리' 수상작

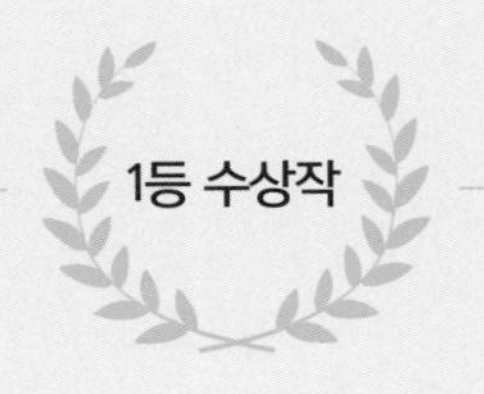

텅 빈 가슴

김윤아

사람들은 말한다
마음은 가슴에 있는 것이라고

나는 말한다
마음은 가슴에만 있는 것이 아니라고

가슴을 도려낸 나는
마음이 없는 것인가
가슴에 흉이 진 나는
마음에 흉이 진 걸까

조금만 더 빨리 알았더라면
 내 몸을 더 사랑했더라면

여자로서의 가슴

엄마로서의 가슴

나는 오늘도 내 텅 빈 가슴을 품고 살아간다

나는 오늘도 내 아픈 마음을 품고 살아간다

당신의 가슴은 안녕한가요

▶ 시 낭독 보기

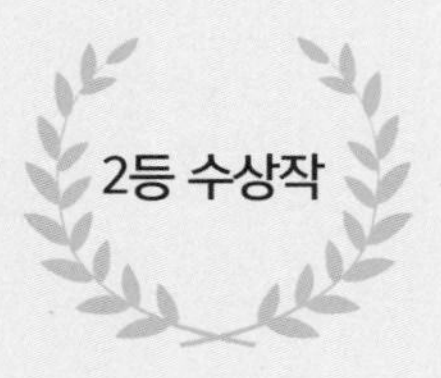

꽃이 다녀가는 거야

권선희

가슴속에 꽃이 핀 거야
뜨겁게 산 생의 볼록한 언덕에
꽃이 다녀가는 거야

아픔으로 와서 절망으로 치닫지만
꽃이 다녀간 자리엔 결국 사랑이 남지

흰 눈 펑펑 치던 병실 창가에 봄이 피고
사나흘 내리는 여름 장마 너머 가을이 피고
망망한 바다 같은 시간을 건너는 동안
사랑한 이들의 이름을 불러보는 일

그래, 꽃이 핀 거야

열심히 산 생의 볼록한 언덕에

꽃이 다녀가는 거야

오목한 자리에 희망을 심어야지

쓰다듬고 어루만지고 다독이며 사랑을 키워야지

노대바람 다녀가고 명주바람 불어오면

비로소 우린 꽃밭인 거야

시 낭독 보기

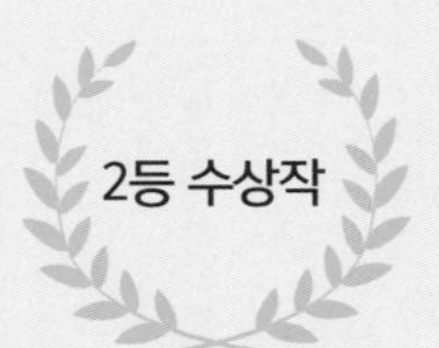

가을, 병문안

이지헌

지그시 눈을 감고

갈색 봉지 속 항암제를 커피처럼 음미하던 그녀가

내게 건넨 말

가을도 탈모 중이야

똑똑 떨어지는 주사액을 따라

그녀의 사른 가슴 안으로 들어간다

우수수 암세포의 소멸을 바라며

주먹을 풀었다 쥐었다 하다

받아 든 커피를 흘렸다

두툼했기에 없는 줄 알았다던

빠트린 한 장의 대본

바로 위기 대목
천연덕스럽게 연기하는 저 관록

막 웃다가 금세 눈물 보이는 흐린 위로도 모자라
한숨 한 움큼 몰래 돌아서 쉬는데
그녀가 나무라듯 내 손을 끈다

바닥을 찍은 나무의 손바닥을 봐

낙엽은 끝이 아니야
바닥부터 다시 시작하자는,
오르고 올라 박수갈채 하자는 바닥에서 맞잡은 손이야

창 앞에 선 아픈 시인의 말
그 투명한 방백에
한 무리의 낙엽이 바람에 일어서고 있었다

시 낭독 보기

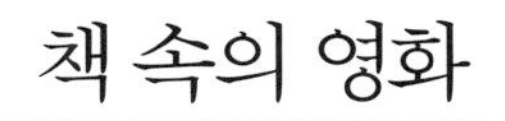

책 속의 영화

유방암 극복 영화제 '핑크 리본 영화제'

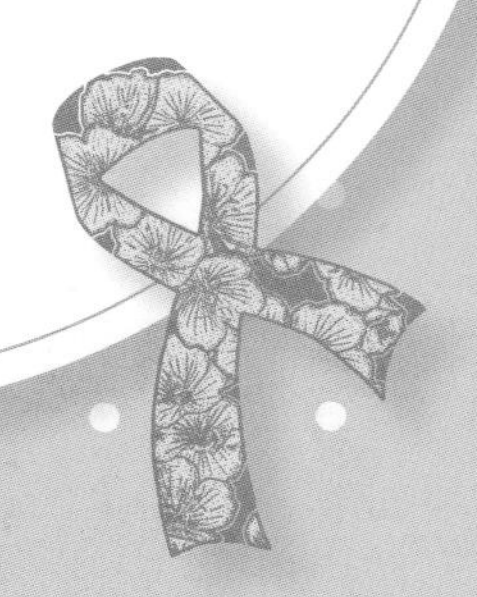

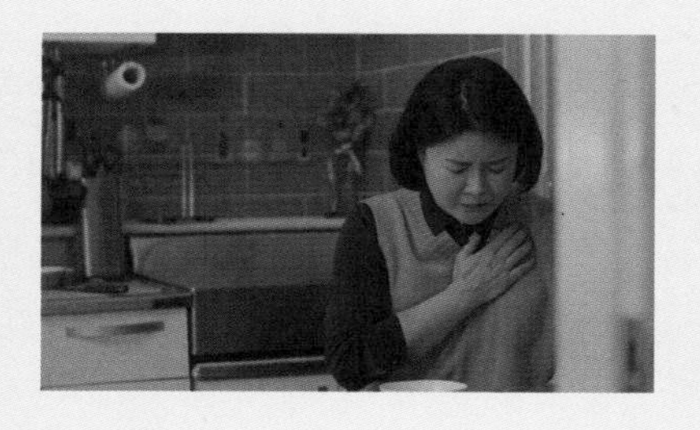

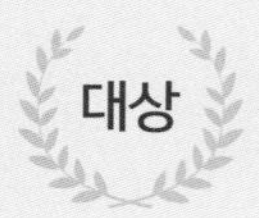

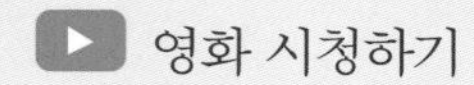

제목 | 마음

설명 | 우리는 모두 자신에게 어떤 일이 일어날지, 어떤 상황이 펼쳐질지 아무도 모른다. 갑자기 자신에게 예기치 못한 일이 일어난다면 우리는 어떻게 반응할까 그게 암이라면 우리는 희망을 가질 수 있을까? 한 부모가 유방암이라는 아픔을 짊어졌을 때의 마음 그리고 자녀가 있을 때의 마음, 그 자녀의 마음, 나아가 주변 사람들의 마음… 어떤 변화가 생기는지 과연 우리는 희망을 가질 수 있는지 묻고 싶다.

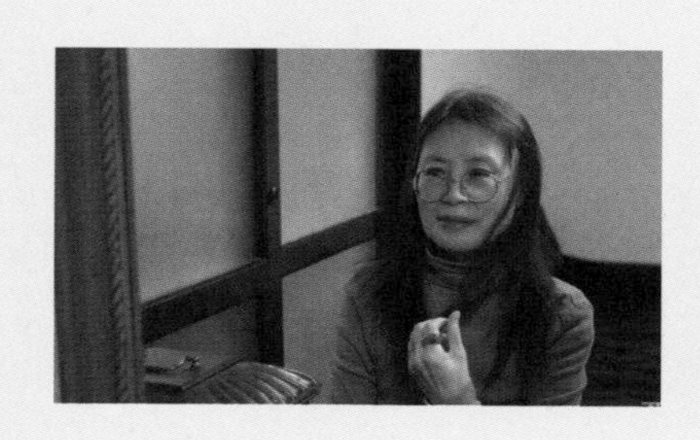

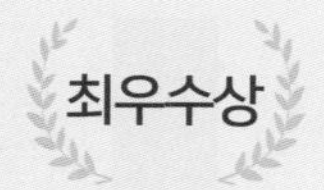

영화 시청하기

제목 | 선희

설명 | 선희는 착한 여자다. 어려운 가정 형편 때문에 대학 진학을 포기하고 열심히 공부해서 은행에 취직했다. 그리고 같은 은행에서 근무

하는 남편을 만나 결혼을 했다. 결혼 후 선희는 아내로, 두 아들의 엄마로 대한민국의 보통의 여자로 평범한 삶을 살았다. 그러다 1998년 선희는 남편의 사업 때문에 아이들을 데리고 낯선 중국으로 건너가 살게 되고 어느 날 가슴에 이상 증세를 느껴 병원을 찾아간다. 검사 결과 이미 유방암 3기였고 암세포는 양 가슴에 다 퍼져 있었다. 빨리 조치를 취하지 않으면 목숨까지 위험한 상태. 그녀는 결국 양쪽 가슴을 절제하고 마는데.

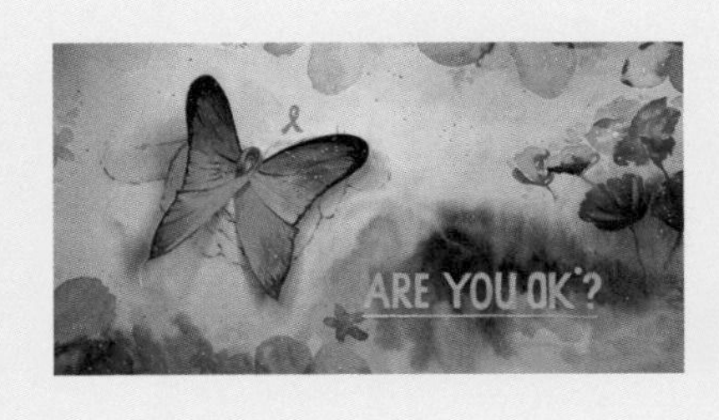

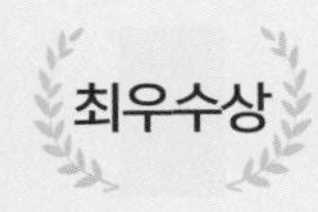

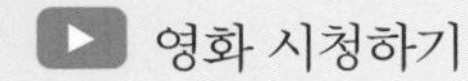

제목 | ARE YOU OK?

설명 | 누구에게나 찾아올 수 있는 유방암의 조기 발견과 예방의 중요성을 깨닫게 해 당연한 줄 알았던 일상의 파괴를 막을 수 있게 하려는 핑크 리본의 의미를 전하고자 한다. 본인 자신과 사랑하는 사람들에게 괜찮은지 물어보며 유방암에 대한 인식을 넓히고 핑크 리본의 가치를 전달하는 내용의 영상을 담았다.

유방암 명의의

유방암 희망 프로젝트

1판 1쇄 발행 2019년 4월 12일 | 개정 증보판 2쇄 발행 2023년 5월 2일

지은이 김성원
발행인 임채청
펴낸곳 동아일보사 | 등록 1968.11.9(1-75) | 주소 서울시 서대문구 충정로 29(03737)
편집 02-361-0960 | 팩스 02-361-1041
인쇄 중앙문화인쇄

본문사진 ⓒ 홍중식 | 핑크 리본 ⓒGR1 | 자가 검진 일러스트 ⓒ 황선나

ISBN 979-11-92101-07-1 03510 | 값 18,500원